U0526792

彩色图解 穴位艾灸

赵 鹏　李安冬　尹 明◎主编

吉林科学技术出版社

图书在版编目（CIP）数据

彩色图解穴位艾灸 / 赵鹏，李安冬，尹明主编.
长春：吉林科学技术出版社，2025. 4. -- ISBN 978-7
-5744-1416-7

Ⅰ. R245.81-64

中国国家版本馆CIP数据核字第2024VD4687号

彩色图解穴位艾灸
CAISE TUJIE XUEWEI AIJIU

主　　编	赵　鹏　李安冬　尹　明
副主编	张　鑫　姜　剑　潘殿伟　姜　斌　马天姝　王　宇
	王　璐　孙　立　林立森　刘菲菲
出 版 人	宛　霞
责任编辑	张延明
摄影模特	董月珉　王方明
制　　版	长春美印图文设计有限公司
幅面尺寸	170 mm × 240 mm
开　　本	16
字　　数	220千字
印　　张	12.5
印　　数	1～7 000册
版　　次	2025年4月第1版
印　　次	2025年4月第1次印刷
出　　版	吉林科学技术出版社
发　　行	吉林科学技术出版社
地　　址	长春市净月区福祉大路5788号出版集团A座
邮　　编	130118
发行部电话/传真	0431-81629529　81629530　81629531
	81629532　81629533　81629534
储运部电话	0431-86059116
编辑部电话	0431-81629380
印　　刷	三河市万龙印装有限公司
书　　号	ISBN 978-7-5744-1416-7
定　　价	69.00元

版权所有　翻印必究　举报电话：0431-81629380

传世瑰宝
——家中的"保健医师"

中医，千百年来流传于中华大地，已经融入我们的血脉中，是中华儿女与病魔做斗争的神兵利器。其精妙的医学理论，丰富的诊疗手段，使无数的中华儿女病痛解除，重获健康。而中医的外治疗法，包括按摩、针灸、刮痧、拔罐等，因其疗效显著、操作方便、经济实惠而受到老百姓的喜爱。很多人通过学习一些简单的治疗方法可以在家中进行自我保健治疗，既免去了往返医院的奔波之苦，又节约了看病、吃药的开销，可谓一举多得。

本系列图书以中医学外治疗法及取穴法为主，包括按摩疗法、艾灸疗法、刮痧疗法、简便取穴法。每本图书都是作者根据自己多年的临床经验集结而成，是精心总结的一套适合老百姓在家中自我治疗的方法。不仅能有效地治疗和祛除常见病证，还具有安全无创伤、简单实用花费少、无不良反应的特点，而我们出版人也期望这些健康之法能走入千家万户，为百姓的身体健康保驾护航。

本系列图书全面系统地介绍了各种疗法的基础理论、注意事项和操作方法，内容不仅科学严谨，而且通俗易懂，使读者一看就懂，一学就会。同时，本系列图书列举了从头疼脑热、感冒咳嗽、颈肩腰痛，到糖尿病、高血压、高脂血症、心脑血管等疾病的中医外治疗法中的经典选穴配方和操作方法，简单实用，每一种方法都配有分步详解图示，没有任何医学基础的人也能学会如何操作。

现在，很多人的生活方式都不健康，大多数人都处于亚健康状态中，人们需要掌握几种可以使自己健康的手段。按摩疗法、艾灸疗法、刮痧疗法、简便取穴法都是祖国医学的传世瑰宝，学习本套图书中的自然疗法可以帮助我们修身齐家、延年益寿，我们何乐而不为呢。

当然，任何一种疗法都有其自身的局限性，我们在为读者提供一种治病、养生方法的同时，提醒大家：如果经一段时间的自我治疗没有达到理想的效果，或病情有加重的趋势，应及时就医，以免延误病情。

目 录 CONTENTS

第一章　艾灸疗法的基础知识

第一节　艾灸疗法的历史…………008

第二节　艾灸疗法的优点…………009

第三节　艾灸的工具………………010

第四节　艾灸的操作手法…………012

第五节　艾灸的操作要领…………014

第六节　艾灸后的反应……………020

第七节　艾灸疗法的适应证与禁忌证021

第八节　艾灸疗法的注意事项……022

第二章　经络穴位的基本知识

第一节　经络和穴位………………024

第二节　常用取穴方法……………026

第三章　常见疾病的艾灸疗法

第一节　感　冒……………………032

第二节　咳　嗽……………………034

第三节　头　痛……………………036

第四节　焦　虑……………………038

第五节　易　怒……………………040

第六节　抑　郁……………………042

第七节　失　眠……………………044

第八节　心　悸……………………046

第九节　贫　血……………………048

第十节　健　忘……………………050

第十一节　厌　食…………………052

第十二节　胃　痛…………………054

第十三节　乏　力…………………056

第十四节　腰　酸…………………058

第十五节　便　秘…………………060

第十六节　泄　泻…………………062

第十七节　落　枕…………………064

第十八节 牙 痛……………… 066	第八节 颈椎病……………… 088
第十九节 眩 晕……………… 068	第九节 风湿性关节炎………… 090
	第十节 腰肌劳损……………… 092
	第十一节 腰椎间盘突出症……… 094
	第十二节 足跟痛……………… 096
	第十三节 痔 疮……………… 098
	第十四节 脱 肛……………… 100
	第十五节 坐骨神经痛………… 102
	第十六节 慢性肾炎 …………… 104
	第十七节 耳 鸣……………… 106
	第十八节 耳 聋……………… 109
	第十九节 类风湿性关节炎……… 112

第四章 中老年常见病的艾灸疗法

第一节 糖尿病……………… 072
第二节 高血压……………… 075
第三节 高脂血症……………… 078

第五章 女性常见病的艾灸疗法

第四节 低血压……………… 080
第一节 月经不调……………… 116
第五节 冠心病……………… 082
第二节 痛 经……………… 118
第六节 慢性胃炎……………… 084
第三节 功能性子宫出血………… 120
第七节 肩周炎……………… 086
第四节 闭 经……………… 122

005

第五节　崩　漏……………… 124	第七章　儿童常见病的艾灸疗法
第六节　带下病……………… 126	第一节　小儿咳嗽……………… 160
第七节　盆腔炎……………… 128	第二节　小儿哮喘……………… 162
第八节　缺　乳……………… 130	第三节　小儿肠胃不好………… 164
第九节　产后恶露不尽………… 132	第四节　小儿盗汗……………… 166
第十节　乳腺增生……………… 134	第五节　小儿发热……………… 168
第十一节　外阴瘙痒…………… 136	第六节　小儿惊风……………… 170
第十二节　不孕症……………… 138	第七节　小儿遗尿……………… 172
第十三节　更年期综合征……… 140	第八节　小儿便秘……………… 175
	第九节　小儿厌食……………… 177
	第十节　小儿伤食……………… 179
	第十一节　缺铁性贫血………… 181
	第十二节　小儿多动症………… 183
	第十三节　小儿腹泻…………… 185

第六章　男性常见病的艾灸疗法	第八章　日常生活中的艾灸保健
第一节　前列腺炎……………… 144	第一节　预防晕车、晕船……… 188
第二节　前列腺增生…………… 146	第二节　美白祛斑……………… 190
第三节　男性不育症…………… 148	第三节　减肥瘦身……………… 192
第四节　男性更年期…………… 150	第四节　补肾健体……………… 194
第五节　遗　精………………… 152	第五节　调理脾胃……………… 196
第六节　阳　痿………………… 154	第六节　艾灸保健常用特效穴…… 198
第七节　早　泄………………… 156	

第一章 艾灸疗法的基础知识

第一节　艾灸疗法的历史

艾灸疗法是我国古代劳动人民长期与疾病做斗争的经验结晶，是我国传统医学中的瑰宝。艾灸历史源远流长，在我国用艾灸疗法健身、防病、治病已有数千年的历史。当今，艾灸疗法的显著效果已经得到世界医学界的公认，并受到世界卫生组织的重视。

火的发现和使用与人类结下了不解之缘！火既可以使远古人类躲避猛兽的侵袭，又可抵御严寒酷冬，还可将树木等用火燃着后灸于患处，以祛除寒邪、解除痛苦。灸法的运用起源于石器时代人类掌握用火之后。在我国，用艾灸疗法健身、防病、治病已有数千年的历史。《庄子》中有"越人熏之以艾"的记载，《孟子》中也有"犹七年之病，求三年之艾也。"的记载。《黄帝内经》中对艾灸疗法进行了较为系统的论述，为针灸理论奠定了基础。战国时期的扁鹊用灸法救治了濒临死亡的虢国太子，被后人称为神医。三国时期的华佗除了手术技术高超之外，还擅长灸疗，他发明的夹脊穴一直被人们沿用。

在春秋战国时期，艾灸疗法的实际临床运用已颇为流行。最初，艾灸疗法主要用于治疗寒证，以后逐渐发展为治疗全身不同性质的多种疾病。

清代时期，艾灸疗法也有所创新，如砾缸灸、针柄烧艾灸（温针灸）、隔面碗灸等。到清末，由于帝国主义的侵略和西方文化的入侵，艾灸疗法同中医、针刺法一样，备受摧残，停滞不前，使艾灸疗法一度濒于灭迹之境。但因其灸法的自身特点——简便、安全、有效、价廉，在民间流传广泛，深深扎根于民众之中。

艾灸贴士

在灸疗实际操作过程中，对灸火的材料要有所选择，松、柏、竹、橘、榆、枳、桑、枣八木对人体有所伤害，不宜作为灸火，但桑树灸在后世亦有用之者。因为艾叶熏灸的疗效最为显著，所以在灸疗时才逐渐用艾叶来代替其他材料。

第二节 艾灸疗法的优点

艾灸疗法是建立在人体经络穴位的认识之上的,借艾火的纯阳热力和药力给人体以温热刺激,通过经络腧穴的传导,调节脏腑阴阳平衡,以达治病防病、养生保健的目的。艾灸疗法是一种神奇的治疗保健方法,它有很多的优点,如种类多样、安全可靠、操作简便、治疗范围广泛、疗效迅速等。

种类多样

艾灸疗法种类的多样性,不仅在于艾灸材料的多样,也在于操作方法的多样。尤其艾灸时灵活运用不同穴位相配合的方法,更能丰富艾灸治疗方法,使治疗效果达到最佳。

直接灸

安全可靠

艾灸疗法没有不良反应,比针刺、刮痧、拔罐疗法更安全可靠。即使是不了解艾灸疗法的人,也不会因为操作方法不规范而影响治疗效果,在家中可以放心大胆地操作艾灸疗法。

悬灸

治疗范围广泛

艾灸疗法可以治疗四百多种疾病,而且疗效显著。内科、外科、妇科、儿科、五官科、皮肤科等都属于艾灸的治疗范围,一些常见病、多发病以及疑难杂症,用艾灸往往可以收到意想不到的效果。

隔姜灸

操作简便

艾灸疗法的操作方法简单易学。认真学习就能懂得正确的艾灸方法。

疗效迅速

艾灸疗法操作简便且疗效迅速,对一些虚寒证见效更快。如冬天常见的冻疮,通过艾灸中脘穴(位于人体上腹部,前正中线上),往往可以快速缓解症状。也可以通过艾灸缓解常见的女性痛经。

第三节 艾灸的工具

艾灸疗法中最主要的材料就是艾草。艾草具有食用、饮用、清洁等广泛的用途，因此被称为"神仙草"。中医认为，艾草可以理气血、逐寒湿、温经脉、止冷痛。艾草煎汤可外洗治疗湿疮疥癣，艾草炭还可止血。另外，将艾草制成艾条、艾炷之后，具有温经通络、行气活血、祛湿逐寒、消肿散结、回阳救逆等功效。

艾绒的选择

色

陈艾绒是土黄色或者金黄色的，当年艾绒是绿色的。

味

陈艾绒气味芳香、不刺鼻，当年艾绒闻起来有青草味。

烟

质量好的艾绒点燃后，艾烟淡白，气味香、不刺鼻；质量不好的艾绒点燃后，艾烟发黑且有种强烈的刺鼻气味。

相

绒体细腻且用手指能捏成型的艾绒是质量好的，里面有枝梗或者其他杂质的艾绒是质量不好的。

劣　　中　　优

艾条

一般中药店有艾条成品出售。艾条灸操作简便，使用后不起泡，无痛苦，还可以自己施灸，故艾条灸的应用比较广泛。

粗艾条　　无烟艾条

艾条段　　艾条

艾条的火

质量好的艾条火力柔和，点燃的部分呈红透燃火状，用手掌试火力，有热气熏烤的感觉，渗透力大、灸感强、疗效好；质量不好的艾条试火时皮肤有烧灼感。

第一章 艾灸疗法的基础知识

艾条的相

质量好的艾条外观整洁，包装紧实，如果包装松软，可能是质量不好。

艾炷

为了便于平放和点燃，可以将艾绒做成圆锥体，就是艾炷。可将艾炷分为大、中、小三种类型，大者如蚕豆大小，中者如黄豆大小，小者为麦粒大小。艾炷的大小可因施灸对象和施灸部位而定，对老年人及小孩施灸可用小艾炷，外科施灸可用大艾炷。

艾灸罐

艾灸罐是盛放艾条段或艾绒的器材，携带方便，易于操作。

艾灸盒

艾灸盒是艾灸时盛放艾条的器材，携带方便，种类多，很受百姓欢迎。

药艾条

艾绒和药物粉末混合制成的艾条称为"药艾条"。药艾条可根据需要而定。古代有两种药物配方，一种名为太乙神针，是用艾绒、山柰、羌活、桂枝、木香、雄黄、白芷、细辛等药物配制而成的药艾条；一种名为雷火神针,是用艾绒、沉香、木香、乳香、茵陈、羌活、干姜、麝香等药物制成的药艾条。

第四节　艾灸的操作手法

运用艾灸疗法治疗时，常用的操作手法为温和灸、雀啄灸、回旋灸、隔姜灸、隔蒜灸、隔盐灸等。

温和灸

将艾条的一端点燃，对准应灸的腧穴或患处，距离皮肤2～3厘米处进行熏灸，使局部有温热感而无灼痛感为宜，一般每穴灸10～15分钟，至皮肤现红晕为度。温和灸适用于各种病证。

雀啄灸

用雀啄灸法施灸时，将艾条点燃的一端对准施灸部位，但不需要与施灸部位的皮肤保持一定的距离，而是像鸟雀啄食一样，一上一下地施灸。施灸时，一般可灸5分钟左右。适用于治疗小儿疾病或晕厥的急救等。

回旋灸

用回旋灸法施灸时，艾条点燃的一端与施灸部位的皮肤虽然保持一定的距离，但不是固定不动，而是向左右方向移动或反复旋转地施灸，距离皮肤2～3厘米。一般灸20～30分钟，适用于风湿痛、神经性麻痹及广泛性皮炎。

温和灸测温方法

如果遇到局部知觉减退或小儿患者等，可以把示指和中指放在施灸部位的两侧，通过手指测量受热温度，以便随时调节施灸时间和距离，防止烫伤。

隔姜灸

将鲜生姜切成一个硬币厚的薄片，姜片中间用牙签穿数个孔，上置艾炷点燃之后放在施灸部位。隔姜灸一般灸5～10壮，以皮肤现红晕不起泡为度。当艾炷燃尽后，可更换艾炷再灸。隔姜灸适用于一切外感表证和虚寒病证。

隔蒜灸

将鲜大蒜切成0.2～0.3厘米的薄片，蒜片中间用针穿数个孔，上置艾炷点燃后，放在施灸部位。待艾炷燃尽后，可更换艾炷再灸，一般灸5～7壮。隔蒜灸多用于肺结核、腹中积块及胃溃疡等疾病的治疗。

隔盐灸

隔盐灸时用纯净干燥的食盐填敷于脐部，使其与脐周围皮肤相平，上置艾炷施灸，患者稍感灼痛时，立即更换艾炷。为防止食盐受热后爆起而致伤，也可在食盐上放置姜片后再施灸，一般灸5～9壮。连续施隔盐灸有回阳、救逆、固脱之功效。常用于治疗寒性腹痛、吐泻、痢疾、淋病等。

温和灸的标准

温和灸应以施灸部位没有明显的灼痛感，灸后不起泡、不留瘢痕为标准，主要观察皮肤潮红的状态。皮肤潮红与皮肤敏感度及施灸的部位有关，皮肤敏感度较高的人，灸的时间短、壮数少，就可达到皮肤潮红的状态。人体的背面及肢体外侧面潮红较肢体内侧面慢，且较耐温，需要灸的时间长、壮数多。

第五节 艾灸的操作要领

艾灸的操作方法很多,且简单易学。本节介绍如何点燃艾灸条,如何熄灭艾灸条,如何处理快用完的艾灸条和艾灸罐、艾灸盒的使用方法,以及隔姜灸的方法。

悬灸的施灸方法

❶ 取一支艾条,用打火机或火柴将其点燃。

❷ 点燃后,待艾条头部充分燃烧,徐徐冒出艾烟。

❸ 将充分燃烧的艾条悬在需要施灸的部位距2～3厘米施灸。

熄灭艾条的方法

❶ 很多人在使用艾条的时候都会遇到这样的问题,点燃后的艾条非常难熄灭,有时候稍不留神,没有完全熄灭的艾条又会燃烧起来。

❷ 在熄灭艾条时,将点燃的艾条塞入20毫升的塑料针管内,一段时间后艾条就会自然熄灭。尽量将艾条长时间放置在针管内,防止艾条熄灭不彻底而再次燃烧。

利用快用完的艾条的小窍门

❶ 艾条快用完的时候,只剩下一小部分,如果继续用手拿着施灸可能会烫伤手部。

❷ 这时可以将剩下的艾条头用针头穿起来继续艾灸,起到了节约的作用。

用吹灸治疗耳部疾病的方法

❶ 用纸卷成一圆锥形,圆锥形细的部分要留一个0.3~0.5毫米大小的口。

❷ 用手握纸筒,侧低头,把艾条对准纸筒大口吹艾条燃烧的部分,使艾烟顺着纸筒进入耳道,热度以可以忍受为度。每天吹灸1~2次即可,每次时间以适度为好。

艾灰的妙用

缓解脚痒、脚气	脚痒时,在痒处涂抹艾灰,可以迅速止痒。如果脚气特别严重,可以同时进行艾灸治疗,效果非常好
祛除青春痘	脸上或身上长了痘痘,又红又肿,可以抹上点儿艾灰。痘痘会很快干瘪,而且不留瘢痕
除幼儿尿布疹	用麻油将艾灰调匀,涂在孩子起疹子的地方,然后再穿上纸尿裤。下次换纸尿裤的时候,孩子的尿布疹会消失
美容	用蛋清或者用牛奶和蜂蜜将艾灰调匀,调得稠一些,然后涂在脸上,20分钟后洗去,有美白和嫩肤的效果
除味和吸潮	艾灰用棉布袋装好,扎好袋口,可以放在厕所、厨房、冰箱中清除异味,效果可以和竹炭媲美。还可以将艾灰包放在鞋里,既可以吸潮,又可以除脚臭
养花	把艾灰拌在土里,家中的花花草草会变得生机勃勃

艾灸罐的使用方法

❶ 将艾条段插入艾灸罐中的铁签上。

❷ 用火点燃艾条段。

❸ 待艾条段充分燃烧。

❹ 将艾灸罐的铁盖盖上。

❺ 盖上铁盖后,将铁盖旋紧。

❻ 扣上塑料盖,旋转塑料盖上的调风口。

❼ 将艾灸罐放在袋中。

❽ 将艾灸罐绑在需要艾灸的部位上。

艾灸盒的使用方法

❶ 点燃艾条，待艾条头部充分燃烧。

❷ 将点燃后的艾条插入艾灸盒盖放置艾条的孔中。

❸ 盖上插好艾条的艾灸盒盖。

❹ 将艾灸盒绑在需要艾灸的部位上。

第一章　艾灸疗法的基础知识

隔姜灸的方法

❶ 将艾绒捏成大小适中的圆锥形。*

❷ 将鲜姜切成0.5厘米厚的姜片。

❸ 在姜片上穿数个孔。

❹ 将圆锥形的艾绒炷放在姜片上。

❺ 点燃艾炷。

❻ 把点燃艾炷的姜片放在需要艾灸的部位上。

* 为演示、拍摄方便，示范用的艾炷较大。实际隔姜灸时，艾炷的大小请参照蚕豆、黄豆、麦粒等大小。艾炷过大容易导致烫伤。

019

第六节　艾灸后的反应

> 每个人的体质不同，在艾灸之后有不同的反应。有些人只有皮肤潮红、口渴等轻微症状表现，而有些人会出现失眠、上火、皮肤红疹等严重的身体不适表现。

皮肤潮红		艾灸时，由于热力的作用，会使局部的毛细血管扩张，刺激血液流动，所以会出现皮肤潮红的现象
灸疮		灸疮是艾灸的特征性表现，艾灸后出现灸疮表明艾灸施治初具疗效。出现灸疮期间也要坚持温和灸，让艾灸效力持续，否则会出现病情反复
灸疱		灸疱是灸疮的前一个阶段，多见于化脓灸
口渴		很多人在艾灸之后会感到口渴，这是正常的。艾灸后可以喝红糖水或温开水，不要喝菊花茶等寒凉性的饮料，否则会影响艾灸的效果
排病反应		在没有其他致病因素的情况下，出现身体或艾灸部位的不适，则是正常的排病反应。这是身体自我修复系统对病邪的调节现象

第七节 艾灸疗法的适应证与禁忌证

艾灸疗法虽有治病防病的功效，但艾灸并不是万能的。艾灸疗法与其他疗法一样也有适应证与禁忌证。在艾灸的同时，也要注意自己是否适合艾灸。

艾灸疗法的适应证

艾灸疗法的作用	适应证
疏风解表、温中散寒	外感风寒表证及中焦虚寒呕吐、腹痛、泄泻等
温经散寒、通痹止痛	寒凝血滞、经络痹阻引起的病证，如风寒湿痹、痛经、经闭、寒疝腹痛等
补中益气、升阳举陷	气虚下陷、脏器下垂之证，如胃下垂、肾下垂、阴挺、脱肛以及崩漏日久不愈等
温阳补虚、回阳固脱	脾肾阳虚、元气暴脱之证，如久泄、久痢、遗尿、遗精、阳痿、早泄、虚脱、休克等
消瘀散结、拔毒泻热	外科疮疡初起或疮疡溃久不愈，以及瘰疬等证
降逆下气	气逆上冲的病证，如脚气冲心、肝阳上亢之证

艾灸疗法的禁忌证

颜面部、颈部及大血管走行的体表区域、黏膜附近，不宜直接灸

器质性心脏病伴心功能不全，精神分裂症，孕妇的腹部、腰骶部，不宜施灸

属实热证或阴虚发热、邪热内炽等证，如高热、高血压危象、肺结核晚期、大量咯血、呕吐、严重贫血、急性传染性疾病、痈疽疮疖并有发热者等，不宜使用艾灸疗法

第八节　艾灸疗法的注意事项

艾灸具有效果明显、简便易行、经济实用的优点,几乎没有不良反应。但在艾灸过程中,一定要认真按照治疗原则和操作方法进行。

施灸前

要将所选穴位或施灸部位用温水或乙醇(酒精)棉球擦洗干净,灸后注意保持局部皮肤的温度,防止受凉,影响治疗效果。

灸治过程中

要注意安全使用火种,防止艾火灼伤皮肤,防止烧坏衣服、被褥等物品。尤其在颜面部施灸时或给幼儿患者施灸时要特别注意。

灸治结束后

必须将燃着的艾绒彻底熄灭,以防事故发生。

灸法操作方法上的补泻

补法施灸,须艾火自灭,使火力缓缓渗入人体皮肤深层,以补虚扶羸、温阳起陷。

泻法施灸,需用口吹使火速燃,不燃至皮肉,力促而短,以起消散作用。

影响艾灸疗法效果的因素

材料	艾叶加工成艾绒后易于燃烧,燃烧时热力温和,直达人体深部
刺激强度	多次短时强刺激可以达到时间整合后的连续强刺激的效果
灸不离穴	艾灸要针对穴位刺激,艾灸的取穴不一定多,但要对症,就要选重点穴
施灸时间	久用火为灸,要取得根本性的疗效,必须长时间艾灸
感传	用灸法后局部会出现温热、麻木、如虫爬行等感觉,即为灸感。灸感是艾灸疗效的保证
艾灸顺序	尽量以先灸上,后灸下;先灸背,后灸腹;先灸头,后灸肢;先阳经,后阴经;先少后多为施灸的顺序

第二章

经络穴位的基本知识

第一节　经络和穴位

> 经络学说是祖国医学理论的重要组成部分。《黄帝内经》中关于经络的记载说，"内属于脏腑，外络于肢节"。
>
> 腧穴又称作"节""会""气穴""骨空"等，后世医家还将其称为"孔穴""穴道""穴位"等。

经络的含义

经络是经脉和络脉的总称，是人体内运行气血的通道。"经"是经络系统中的主干，有路径的含义，即可贯通上下、沟通内外；"络"是经脉别出的分支，有网络的含义，络脉较经脉细小，纵横交错，遍布全身。

腧穴的含义

腧穴是人体脏腑经络之气输注于身体表面的特殊部位。"腧"有转输、输注的含义，是经气转输的场所；"穴"有空隙的含义，是经气所居的场所。

人体的腧穴既是疾病的反应点，又是针灸的施术部位。多数腧穴归属于各个经络，经络又隶属于各个脏腑。将治疗手法作用于腧穴，可通经络、行气血、益脏腑，因此腧穴与人体的经络、脏腑、气血密切相关。

配穴原则

配穴方法是在选穴原则的基础上，选取主治相同或相近、具有协同作用的腧穴加以配伍应用的方法。配穴方法主要包括本经配穴、表里经配穴、上下配穴、前后配穴和左右配穴等。配穴是选穴原则的具体应用，配穴直接影响治疗效果。配穴时要坚持少而精的原则，突出主要腧穴的作用，适当配伍次要腧穴。

十二经脉名称分类表

	阴经（属脏）	阳经（属腑）	循行部位（阴经行内侧、阳经行外侧）
手	太阴肺经	阳明大肠经	上肢
	厥阴心包经	少阳三焦经	
	少阴心经	太阳小肠经	
足	太阴脾经	阳明胃经	下肢
	厥阴肝经	少阳胆经	
	少阴肾经	太阳膀胱经	

督脉和任脉

督脉循行：起于小腹内，下出于会阴部；沿脊柱里面上行；到达颈后风府穴处，进入脑内；并由颈部沿头部正中线上行，经头顶、额部、鼻部、上唇，到达上唇系带处。督脉的基本功能：督脉对全身阳经气血起调节作用，中医称之为"阳脉之海"。脊柱强痛、角弓反张、精冷不孕等症的治疗与督脉有关。

任脉循行：起于小腹内，下出会阴部；向前行于阴毛部；沿着腹部和胸部正中线向上行；到达咽喉部，再上行至下颌部，环绕口唇，沿面颊，分行至目眶下。任脉的基本功能：总任一身的阴经，调节阴经气血，中医称之为"阴脉之海"。任脉与女子月经来潮及妊养、生殖功能有关。主要与疝气、带下、腹中结块等症的治疗有关。

第二节 常用取穴方法

俞穴同腧穴，指人体上的穴位。选取准确的穴位是使艾灸疗法取得预期效果的重要环节。常用的腧穴定位法有体表标志定位法、骨度分寸定位法、手指同身寸取穴法、简便取穴法。

体表标志定位法

本方法利用人体解剖学体表标志来确定穴位位置，是取穴最常用、最方便、最准确的方法。

印堂穴

神阙穴

后溪穴

曲泉穴

固定标志法：指借助人体各部骨节、肌肉所形成的突起或凹陷、发际、五官、指（趾）甲、乳头、脐窝等在自然状态下可见的相对固定的标志，选定腧穴位置的方法。如在两眉之间取印堂穴、肚脐正中取神阙穴等。

活动标志法：指借助人体各部的关节、肌肉、肌腱、皮肤随人体活动而出现的空隙、凹陷、皱纹、尖端等，是在活动状态下才会出现的标志，选定腧穴位置的方法。如握拳时掌横纹尺侧端是后溪穴，屈膝时腘窝横纹内侧端是曲泉穴等。

骨度分寸定位法

骨度分寸定位法是以人体体表骨节标志，用两骨节之间的长度折量为一定的分寸，并依此确定腧穴位置的方法。

手指同身寸取穴法

以本人手指为标准尺寸来量取腧穴的定位方法称为"手指同身寸取穴法"，简称指寸定位法。因每个人手指的长度和宽度与自己身体其他部位有着一定的比例关系，所以可用本人的手指来测量定穴，用自己的手指测量身体其他部位比较准确。常用手指同身寸有以下3种，各有一定的适用范围。

拇指同身寸是以自己的拇指指关节的宽度作为1寸，适用于四肢部的直寸取穴。

中指同身寸是以自己手指的中指中节屈曲时，内侧两端横纹头之间的距离作为1寸，可用于四肢部取穴的直寸和背部取穴的横寸。

横指同身寸又名"一夫法"，指患者将示指、中指、环指和小指并拢，以中指中节横纹处为准，四指宽度作为3寸。本法多用于下肢、下腹部的直寸和背部的横寸取穴。

简便取穴法

简便取穴法是一种简便易行的取穴方法。如直立站位，两肩放松，两手和两手臂自然下垂，手掌贴于大腿外侧，中指放于腿部正中线上，中指尖端所在位置即风市穴；两手虎口交叉，用右手示指刚好压在左手桡骨突起上，示指尖到达的位置即列缺穴；拇指、示指分开，露出虎口，另一手的拇指关节横纹压在虎口上，拇指关节向前弯屈压在对侧的拇指、示指之间的指蹼上，拇指尖所指处即合谷穴；半握拳，中指尖所指掌心处即劳宫穴。

穴位举例

穴位	定位	主治
风池穴	在胸锁乳突肌和斜方肌上端之间凹陷中与风府穴相平处	头痛，眩晕，目赤肿痛，鼻渊，鼻衄，耳鸣，耳聋，颈项强痛，感冒，癫痫，中风，热病，疟疾，瘿气
百会穴	在后发际正中直上7寸处。简便取穴：两耳尖连线中点，头顶正中即此穴	头痛，眩晕，中风，失语，癫狂，脱肛，泄泻，阴挺，健忘，不寐
内关穴	在腕横纹上2寸，掌长肌腱与桡侧腕屈肌腱之间	心痛，心悸，胸闷，胸痛，胃痛，呕吐，呃逆，癫痫，热病，上肢痹痛，偏瘫，失眠，眩晕，偏头痛
攒竹穴	在眉头凹陷中，约在目内眦直上	头痛，目眩，眉棱骨痛，目赤肿痛，目视不明，流泪，眼睑下垂，近视
天宗穴	在肩胛骨冈下窝中央凹陷处	肩胛疼痛，肩背部损伤等局部病证，气喘，乳痈
三阴交穴	在小腿内侧，当足内踝尖上3寸，胫骨内侧缘后方	肠鸣，腹胀，泄泻，消化不良，月经不调，痛经，经闭，赤白带下，阴挺，产后血晕，滞产，不孕，阳痿，遗精，遗尿，疝气，小便不利，失眠，下肢痿痹，脚气

续表

穴 位		定 位	主 治
中渚穴		在手背第4、第5掌指关节之间后方凹陷中，液门穴后1寸处	头痛，目赤，耳鸣，耳聋，喉痹，热病，手指不能屈伸
长强穴		在尾骨尖下0.5寸，约当尾骨尖端与肛门连线的中点处	泄泻，便血，便秘，痔疾，脱肛，癫狂痫，腰背部和尾骶部疼痛
委中穴		在腘横纹中点，当股二头肌肌腱与半腱肌肌腱的中间	腰背痛，下肢痿痹，中风昏迷，半身不遂，腹痛，腹泻，呕吐，遗尿，小便不利，丹毒
迎香穴		在鼻翼外缘中点旁开0.5寸，当鼻唇沟中	鼻塞，鼻衄，鼻息肉，面痒，胆道蛔虫症
内庭穴		在足背部，当第2和第3趾间缝纹端	齿痛，喉痹，鼻衄，腹痛，腹胀，痢疾，泄泻，足背肿痛，热病
合谷穴		在手背部，第1和第2掌骨间，当第2掌骨桡侧中点处	头痛，目赤肿痛，鼻衄，齿痛，牙关紧闭，耳聋，痄腮，咽喉肿痛，热病多汗或无汗，腹痛，便秘，经闭，滞产，小儿惊风，半身不遂，瘾疹，疟疾
关元穴		在下腹部正中线上，当脐下3寸处	遗尿，小便频数，尿闭，泄泻，腹痛，遗精，阳痿，疝气，月经不调，带下，不孕

续表

穴 位	定 位	主 治
足三里穴	在小腿前外侧，当犊鼻穴下3寸，距胫骨前缘外1横指处	胃痛，呕吐，腹胀，消化不良，下肢痿痹，泄泻，便秘，痢疾，癫狂，中风，脚气，下肢不遂，心悸，气短
涌泉穴	在足底（去趾）前1/3处，足趾跖屈时的凹陷处	头痛，头昏，失眠，目眩，咽喉肿痛，失音，便秘，小便不利，小儿惊风，癫狂，昏厥
神阙穴	在肚脐中央	腹痛，泄泻，脱肛，水肿，虚脱乏力
命门穴	在后正中线上，第2腰椎棘突下凹陷中	腰痛，肾脏疾病，夜啼哭，精力减退，疲劳感，老人斑，青春痘
膻中穴	在胸部正中线上，平第4肋间隙	咳嗽，气喘，胸痛，心悸，乳少，呕吐，噎膈
大椎穴	在后正中线上，第7颈椎棘突下凹陷中	头痛，疟疾，热病，癫痫，骨蒸潮热，咳嗽，气喘，上呼吸道感染，脊痛
中脘穴	位于上腹部，前正中线上，当脐上4寸	胃脘痛，腹胀，呕吐，吞酸，黄疸，肠鸣，便秘，便血，胁下坚痛，虚劳吐血，哮喘，头痛，失眠，惊悸，怔忡，脏躁，癫狂，痫证

第三章 常见疾病的艾灸疗法

第一节 感冒

感冒，俗称"伤风"，是一种发病率很高的外感性疾病。一年四季均可发生，发病季节最常见于春季、秋季、冬季，不同季节感冒的症状会有所不同。

印堂穴
大椎穴
太阳穴
风池穴
合谷穴

选穴取穴

大椎穴、印堂穴、太阳穴、风池穴、合谷穴

【艾灸方法】

❶ 隔姜灸大椎穴，每次灸4壮，每日1次。

❷ 温和灸印堂穴，每次灸10分钟，每日1次。

❸ 温和灸太阳穴，每次灸10分钟，每日1次。

❹ 温和灸风池穴，每次灸10分钟，每日1次。

❺ 雀啄灸合谷穴，每次灸10～15分钟，每日1次。

温馨提示

防治感冒，可以在大椎穴处刮痧或拔火罐（留罐10分钟）；淋浴时也可以用水柱冲击大椎穴处，水温要高一些，以能忍受、不烫伤局部皮肤为度。

第二节 咳 嗽

> 咳嗽是常见肺系疾病中的主要症状，具有独立性。中医讲，"咳"指肺气上逆，有声无痰；"嗽"指咳吐痰液，有痰无声；有痰有声称为咳嗽。相当于现代医学中的上呼吸道感染、急慢性支气管炎、支气管扩张、肺炎等疾病出现的症状。

尺泽穴

孔最穴

列缺穴

肺俞穴

选穴取穴

肺俞穴、列缺穴、尺泽穴、孔最穴

【艾灸方法】

❶ 回旋灸肺俞穴，每次灸10分钟，每日1次。

❷ 温和灸列缺穴，每次灸15分钟，每日1次。

❸ 温和灸尺泽穴，每次灸15分钟，每日1次。

❹ 温和灸孔最穴，每次灸15分钟，每日1次。

温馨提示

红糖姜枣汤可以祛风散寒，适合伤风咳嗽、胃寒刺痛者食用。具体做法是在锅中加3碗水，再加入30克红糖、15克鲜姜、30克大枣煎至一碗多的量，一次性服用，服后出微汗即可痊愈。

第三节 头 痛

> 头痛是以头部疼痛为主要临床表现的病证，又称"头风"。常见于现代医学的感染发热性头痛、紧张性头痛、血管神经性头痛、偏头痛，以及脑膜炎、高血压、脑动脉硬化、头颅外伤、脑震荡后遗症等疾病引起的头痛。

百会穴

大椎穴

三阴交穴

涌泉穴

选穴取穴

百会穴、大椎穴、三阴交穴、涌泉穴

【艾灸方法】

❶ 回旋灸百会穴，每次灸15分钟，每日1次。

❷ 雀啄灸大椎穴，每次灸15分钟，每日1次，以施灸部位感到温热、舒适为度，灸至皮肤稍现红晕为度。

❸ 温和灸三阴交穴，每次灸15分钟，每日1次。

❹ 用艾灸罐灸涌泉穴，每次灸15分钟，每日1次，以施灸部位感到温热、舒适为度。

第四节 焦 虑

中医认为，焦虑不宁属于心神紊乱、肝气不舒。此症外在表现有一定的规律性，如女性月经周期会出现焦虑不安、情绪低沉、心事重重的症状，季节或天气的变化也会导致焦虑不安的症状。男性也有一定的周期性，只是周期不明显，症状的轻重程度也不同。

百会穴

少海穴

极泉穴

膻中穴

选穴取穴

百会穴、膻中穴、极泉穴、少海穴

【艾灸方法】

❶ 温和灸百会穴，每次灸10分钟，每日2次。

❷ 温和灸膻中穴，每次灸10分钟，每日2次。

❸ 温和灸极泉穴，每次灸5~10分钟，每日2次。注意火力不要太大，仔细体会治疗过程中穴位出现的热感和经穴特有的酸胀感即可。

❹ 温和灸少海穴，每次灸10~20分钟，每日2次，每次间隔3~4小时。

上法3~5日为1个疗程。

温馨提示

平时注意休息，不要思考太多事情，每天最好能抽出时间出去散步，不要久坐。饮食上注意清淡，少吃盐，经常食用大豆制品和含钙丰富的食品。

第五节 易 怒

> 易怒多由心阴受损、肝火旺盛所致，出现精神恍惚、心中烦乱、睡眠不安、发火时不能自主等症状。心理素质不好，过于敏感的人很容易出现易怒的状况。处于青少年时期的少男少女，也是常见易怒的人群。

足三里穴

三阴交穴

行间穴 —— 太冲穴

选穴取穴

足三里穴、三阴交穴、太冲穴、行间穴

第三章 常见疾病的艾灸疗法

【艾灸方法】

❶ 温和灸归来穴，每次灸5～10分钟，每日1次。

❷ 温和灸三阴交穴，每次灸10～20分钟，每日1次。

❸ 温和灸太冲穴、行间穴，每穴灸5～15分钟，每日1次。5～7日为1个疗程。由于太冲穴、行间穴位于足趾，相邻又近，艾灸时要防止烫到皮肤。

温馨提示

平时多听轻音乐、打太极拳等，这些都可以缓解易怒的症状。平时多吃大枣、柏子仁、酸枣仁、莲子、百合等食物，可以滋阴养心。

041

第六节 抑 郁

> 轻型抑郁者外表如常，但内心痛苦。稍重型抑郁者则有情绪低落、愁眉苦脸、唉声叹气、自卑等表现，常伴有注意力不集中、记忆力减退、反应迟缓和失眠多梦等症状。重型抑郁症患者会出现悲观厌世、自责自罪、幻觉妄想、食欲不振等表现，并伴有严重的自杀倾向和自杀行为，对健康生活构成严重威胁。

内关穴　期门穴　肝俞穴　大椎穴

选穴取穴

大椎穴、肝俞穴、期门穴、内关穴

第三章 常见疾病的艾灸疗法

【艾灸方法】

❶ 温和灸大椎穴,每次灸10~20分钟,每日1次。

❷ 温和灸肝俞穴,每次灸10~20分钟,每日1次。

❸ 温和灸期门穴,每次灸10~20分钟,每日1次。

❹ 温和灸内关穴,每次灸10~20分钟,每日1次。5~7日为1个疗程,每个疗程需间隔2日。

温馨提示

多吃些谷类、鱼类、绿色蔬菜、蛋类等富含B族维生素和氨基酸的食物,对于摆脱抑郁症有较大益处。同时忌烟、限酒和少食刺激性食物。注意自我调养和规律生活。参加体育锻炼也可以改善人的精神状态,所以每天安排体育锻炼,有益于身体健康。

第七节 失 眠

> 失眠又称"不寐"，中医认为，失眠是由阳不入阴而引起经常性的以不易入睡为特征的病证。轻者入睡困难，睡时易醒，醒后不能再睡，或者时睡时醒等，严重者整夜不能入睡。常见于现代医学的神经衰弱、神经官能症以及贫血等疾病。

百会穴

膈俞穴

肝俞穴

神门穴

关元穴

肾俞穴

涌泉穴

选穴取穴

百会穴、膈俞穴、肝俞穴、肾俞穴、关元穴、神门穴、涌泉穴

【艾灸方法】

❶ 温和灸百会穴，每次灸10~20分钟，每日1次。

❷ 用艾灸盒灸膈俞穴、肝俞穴、肾俞穴，每穴灸10~20分钟，每日1次。

❸ 温和灸关元穴，每次灸10~15分钟，每日1次。

❹ 温和灸神门穴，每次灸10~15分钟，每日1次。

❺ 温和灸涌泉穴，每次灸10~15分钟，每日1次。

第八节 心 悸

　　心悸，又名"惊悸""怔忡"，是指心跳异常、自觉心慌不安的病证。心悸发生时常伴有气短、胸闷、眩晕、喘促、晕厥等。相当于现代医学中心律失常、神经官能症、风湿性心脏病、冠状动脉硬化性心脏病、肺源性心脏病、贫血、甲状腺功能亢进等疾病发生时出现的症状。

膻中穴
巨阙穴
内关穴
神门穴
肺俞穴
心俞穴
厥阴俞穴

选穴取穴

肺俞穴、厥阴俞穴、心俞穴、膻中穴、巨阙穴、内关穴、神门穴

【艾灸方法】

❶ 温和灸肺俞穴、厥阴俞穴、心俞穴，每穴灸10～15分钟，每日1次。

❷ 温和灸膻中穴、巨阙穴，每穴灸10～15分钟，每日1次。

❸ 温和灸内关穴，每次灸10～15分钟，每日1次。

❹ 温和灸神门穴，每次灸10～15分钟，每日1次。

第九节　贫　血

贫血基于不同临床特点，有多种分型，但多有头晕、心悸、耳鸣、乏力、胸闷气短、畏寒肢冷等表现，而且皮肤黏膜苍白，皮肤、牙龈、耳鼻处有出血点存在，妇女月经量增多等都是贫血的症状。溶血性贫血可伴有发热、黄疸、腰痛等症状。

肝俞穴
脾俞穴
气海穴
关元穴
血海穴
三阴交穴

选穴取穴

肝俞穴、脾俞穴、气海穴、关元穴、血海穴、三阴交穴

【艾灸方法】

❶ 用艾灸盒灸肝俞穴、脾俞穴，每穴灸15~20分钟，每日1次。

❷ 温和灸气海穴、关元穴，每穴灸15~20分钟，每日1次。

❸ 温和灸血海穴，每次灸20~30分钟，每日1次。艾灸时，以皮肤现红晕为度。

❹ 温和灸三阴交穴，每次灸20~30分钟，每日1次。

第十节 健忘

从中医角度讲，健忘是由于脑力衰弱致使记忆力减弱、遇事善忘的一种病证。年龄是引发健忘最主要的原因，但持续的生活压力和紧张的工作会使现代人脑细胞疲劳，也易健忘，且过度吸烟、饮酒，缺乏维生素等不良生活习惯也可引起暂时性的记忆力减退。

- 心俞穴
- 脾俞穴
- 肾俞穴
- 神门穴
- 气海穴

选穴取穴
心俞穴、脾俞穴、肾俞穴、气海穴、神门穴

【艾灸方法】

❶ 用艾灸盒灸心俞穴，每次灸10～20分钟，每日1次。

❷ 用艾灸盒灸脾俞穴，每次灸10分钟，每日1次。

❸ 用艾灸盒灸肾俞穴，每次灸5分钟，每日1次。

❹ 温和灸气海穴，每次灸10分钟，每日1次。

❺ 温和灸神门穴，每次灸10分钟，每日1次。

5～7日为1个疗程。

第十一节 厌食

厌食是指进食的欲望降低，甚至完全不思饮食。引起厌食的原因主要有药物因素、饮食因素和情志因素三种。有些药物长期服用可导致人体味觉障碍，久服会使人食欲欠佳。贪食冷饮、过度饮酒、过食肥腻辛辣食物等也会导致短期的厌食。精神紧张或工作生活压力大等，都会影响食欲，导致不思饮食。

大椎穴

中脘穴

神阙穴

太冲穴

选穴取穴

中脘穴、神阙穴，药物不良反应引起的厌食加灸大椎穴，饮食、情志导致的厌食加灸太冲穴

【艾灸方法】

❶ 温和灸或隔姜灸中脘穴，每次灸10～20分钟，每日1次。

❷ 用艾灸盒灸神阙穴，每次灸15～20分钟，每日1次。

❸ 药物不良反应引起的厌食先用艾灸盒灸大椎穴，再隔姜灸中脘穴等，每穴灸15～20分钟，每日1次。

❹ 饮食、情志导致的厌食，先温和灸太冲穴，再隔姜灸中脘穴等，每穴灸10～15分钟，每日1次。5～7天为1个疗程，间隔2日可行下一个疗程。

温馨提示

坚持定时进餐，长此以往，到了进餐时间，就会产生食欲，促进消化道中分泌多种消化液，有利于食物中各种营养素的分解与吸收。饮食宜清淡，不可过于油腻。避免进食冷硬和辛辣食物，避免饮酒。

第十二节 胃 痛

凡是由脾胃受损、气血不调所引起的胃脘部疼痛，称为胃痛，又称胃脘痛。现代医学的急、慢性胃炎，消化性溃疡，胃神经官能症，胃癌，以及部分肝、胆、胰等疾病都可导致胃脘部疼痛。

脾俞穴
胃俞穴
中脘穴
天枢穴
气海穴
足三里穴

选穴取穴

中脘穴、天枢穴、气海穴、足三里穴，气虚或阳虚加灸脾俞穴、胃俞穴

【艾灸方法】

❶ 温和灸中脘穴，每次灸10~15分钟，每日1次。

❷ 用艾灸盒灸天枢穴，每次灸10分钟，每日1次。

❸ 温和灸气海穴，每次灸10~15分钟，每日1次。

❹ 温和灸足三里穴，每次灸10~15分钟，每日1次。

❺ 若有气虚或阳虚加灸脾俞穴、胃俞穴，用艾灸盒每穴灸10~15分钟，每日1次。

第十三节 乏 力

乏力是一些疾病的预警信号或生理性自我感受的症状，主要表现为自觉肢体懈怠、软弱无力。

神阙穴
气海穴
关元穴
足三里穴

选穴取穴

神阙穴、气海穴、关元穴、足三里穴

【艾灸方法】

❶ 用艾灸盒灸神阙穴，每次灸10～20分钟，每日1次，饭后1小时后即可开始。

❷ 温和灸气海穴、关元穴，并适当延长治疗的时间与次数，每次灸10～20分钟，每日1次。

❸ 温和灸足三里穴，每次灸10分钟，每日1次。

5～7日为1个疗程，间隔2日可行下一个疗程。

温馨提示

每天晚上用温水泡脚，放松全身。适当参加体育锻炼，增强肌肉力量，强壮骨骼。多听音乐，放松心情。

第十四节 腰 酸

腰酸可由多种因素引起，如挫伤、扭伤引起的局部损伤、出血、水肿、粘连和肌肉痉挛等，或脊髓肿瘤、脊髓炎、子宫及其附件的感染、肿瘤引起腰骶部酸痛等。癌症患者也可能会有腰酸的症状，但这种腰酸常为癌症的一种表现，需另寻治疗方法。

腰阳关穴

养老穴

至阴穴

选穴取穴

腰阳关穴、养老穴、至阴穴、阿是穴

【艾灸方法】

❶ 温和灸腰阳关穴,每次灸1个小时,以局部感觉舒适、腰酸症状缓解为度,每日1次。

❷ 温和灸养老穴,每次灸30分钟,每日1次。

❸ 温和灸至阴穴,每次灸1个小时,以局部感觉舒适、腰酸症状缓解为度,每日1次。

❹ 用艾灸盒灸阿是穴,每次灸30分钟,以局部感觉舒适、腰酸症状缓解为度,每日1次。

温馨提示

腰酸时,还可以用按摩的方法缓解不适感。按摩腰部可使局部皮肤中丰富的毛细血管网扩张,促进血液循环,以缓解腰部不适感。

第十五节 便 秘

便秘是由大肠传导功能失常所致，也与其他脏腑功能失调有关，主要表现为排便次数减少、粪便量减少、粪便干结、排便困难或便后仍有便感等症状。患有便秘的老年人比较多。从现代医学角度来看，便秘是消化系统常见的症状之一。

支沟穴

神阙穴　　天枢穴

太冲穴
大都穴
大敦穴

选穴取穴

神阙穴、天枢穴、支沟穴、太冲穴、大都穴、大敦穴

【艾灸方法】

❶ 用艾灸盒灸神阙穴、天枢穴，每次灸15~20分钟，每日1次。

❷ 温和灸支沟穴，每次灸15~20分钟，每日1次。

❸ 温和灸太冲穴、大敦穴、大都穴，每穴灸15~20分钟，每日1次。

温馨提示

便秘患者应少吃油腻及辛辣刺激的食物，多吃水果、蔬菜；适当运动，加强腹肌锻炼，多做仰卧起坐、屈髋压腹动作；排便时可用拇指按于手臂支沟穴或腹部左侧天枢穴，以帮助排便；养成按时排便的习惯，大便时不宜久蹲。

第十六节 泄泻

泄泻是指排便次数增多、粪便稀溏、泻出物如水花样为主的病证，多由脾胃运化功能失常、体内湿邪盛、感受外邪、饮食不节、情志所伤、脏腑虚弱等所致。脾虚、湿盛是导致本病发生的重要因素，相当于现代医学的急性肠炎、慢性肠炎、胃肠功能紊乱、肠结核等肠道疾病。

脾俞穴
命门穴
大肠俞穴
天枢穴
关元穴

选穴取穴

脾俞穴、命门穴、大肠俞穴、天枢穴、关元穴

【艾灸方法】

❶ 用艾灸盒灸脾俞穴,每次灸10分钟,每日1次。

❷ 用艾灸盒灸大肠俞穴、命门穴,每穴灸10分钟,每日1次。

❸ 用艾灸盒灸天枢穴,每次灸10~15分钟,每日1次。

❹ 温和灸关元穴,每次灸10~15分钟,每日1次。

第十七节 落枕

落枕又称"失枕",是以颈部疼痛、颈项僵硬、转侧不便为主要表现的颈部软组织急性扭伤或炎症,多由睡眠时颈背部遭受风寒侵袭或睡姿不良所致。表现为晨起突然感觉颈部疼痛不适,颈后部压痛及条索状硬结,颈部活动受限。以成年人多见,好发于春季、冬季。

大椎穴
肩井穴
阳陵泉穴
悬钟穴
跗阳穴
申脉穴

选穴取穴

大椎穴、肩井穴、阳陵泉穴、悬钟穴、跗阳穴、申脉穴

【艾灸方法】

❶ 用艾灸盒灸大椎穴，每次灸10分钟，每日1次。

❷ 温和灸肩井穴，每次灸10～15分钟，每日1次。

❸ 温和灸阳陵泉穴，每次灸10～15分钟，每日1次。

❹ 温和灸悬钟穴、跗阳穴、申脉穴，每穴灸10～15分钟，每日1次。

第十八节 牙 痛

牙痛是指牙齿因各种原因引起的疼痛，为口腔疾患常见的症状之一。牙痛可由龋齿、牙髓炎、牙周炎、根尖周炎、牙本质过敏、牙齿折裂等多种疾病所引起。另外，三叉神经痛、上颌骨骨髓炎、冠周炎、含牙囊肿等疾病也可能诱发或伴发牙痛。

三间穴
合谷穴
太溪穴
内庭穴

选穴取穴

合谷穴、三间穴、太溪穴、内庭穴

【艾灸方法】

❶ 温和灸合谷穴，每次灸10～15分钟，每日1次。

❷ 温和灸三间穴，每次灸10～15分钟，每日1次。

❸ 温和灸太溪穴，每次灸10～15分钟，每日1次。

❹ 温和灸内庭穴，每次灸10～15分钟，每日1次。

第十九节 眩 晕

眩晕是指眼花头晕，是一种临床症状。现代医学认为，眩晕是人体对空间的定向感觉障碍或平衡感觉障碍。可引起眩晕的疾病很多，除耳、鼻、咽喉科疾病，还涉及内科、神经内科及骨科的疾病。

头维穴
百会穴
风池穴
太冲穴
足三里穴
三阴交穴
涌泉穴

选穴取穴

头维穴、百会穴、风池穴、足三里穴、三阴交穴、太冲穴、涌泉穴

第三章　常见疾病的艾灸疗法

【艾灸方法】

❶ 雀啄灸百会穴，每次灸10～15分钟，每日1次，10次为1个疗程。

❷ 温和灸头维穴，每次灸10～15分钟，每日或隔日灸1次，10次为1个疗程。

❸ 温和灸风池穴，每次灸10～15分钟，每日或隔日灸1次，10次为1个疗程。

❹ 温和灸足三里穴，每次灸10～15分钟，每日或隔日灸1次，10次为1个疗程。

【艾灸方法】

❺ 温和灸三阴交穴，每次灸10～15分钟，每日或隔日灸1次，10次为1个疗程。

❻ 雀啄灸太冲穴，每次灸10～15分钟，每日或隔日灸1次，10次为1个疗程。

❼ 温和灸涌泉穴，每次灸10～15分钟，每日或隔日灸1次，10次为1个疗程。

温馨提示

避免劳累过度，保持心情舒畅，注意饮食宜清淡，避免刺激性食物及烟酒。出现眩晕时应在安静且空气清新的室内卧床休息。

第四章 中老年常见病的艾灸疗法

第一节 糖尿病

糖尿病是以高血糖症为特征的内分泌代谢疾病。糖尿病患者的典型症状为多尿、多食、多饮及消瘦。糖尿病的致病原因很多,多数因为平时进食太多,且多为甘甜、油腻等高热量的食物,使脂肪在身体内积累,久而久之造成胰岛功能受损,最终导致糖尿病。

内关穴
外关穴
脾俞穴
肾俞穴
合谷穴
足三里穴
阳陵泉穴

选穴取穴

脾俞穴、肾俞穴、外关穴、合谷穴、内关穴、阳陵泉穴、足三里穴

【艾灸方法】

❶ 雀啄灸脾俞穴，每次灸10～20分钟，每日1次。

❷ 雀啄灸肾俞穴，每次灸10～20分钟，每日1次。

❸ 雀啄灸外关穴，每次灸10～20分钟，每日1次。

❹ 温和灸合谷穴，每次灸10～20分钟，每日1次。

【艾灸方法】

❺ 温和灸内关穴，每次灸10~20分钟，每日1次。

❻ 雀啄灸阳陵泉穴，每次灸10~20分钟，每日1次。

❼ 雀啄灸足三里穴，每次灸10~20分钟，每日1次。

温馨提示

平时要养成良好的生活习惯，经常锻炼身体，多吃含食物纤维多的食品，食用植物油，少饮酒，注意劳逸结合。

第二节　高血压

> 高血压是一种常见的心脑血管疾病。由高血压导致的心脑血管疾病的死亡率高居全球各类疾病死亡率之首。一般情况下，高血压与糖尿病、高脂血症有关，肥胖体型人群和60岁以上人群易患高血压。

印堂穴

百会穴

大椎穴

曲池穴

太冲穴

足三里穴

悬钟穴

涌泉穴

选穴取穴

百会穴、印堂穴、大椎穴、曲池穴、足三里穴、悬钟穴、太冲穴、涌泉穴

【艾灸方法】

❶ 雀啄灸百会穴，每次灸8~10分钟，每日1次。

❷ 雀啄灸印堂穴，每次灸8~10分钟，每日1次。

❸ 温和灸大椎穴，每次灸8~10分钟，每日1次。

❹ 温和灸曲池穴，每次灸8~10分钟，每日1次。

【艾灸方法】

❺ 温和灸足三里穴,每次灸15~20分钟,每日1次。

❻ 温和灸悬钟穴,每次灸15~20分钟,每日1次。

❼ 温和灸太冲穴,每次灸15~20分钟,每日1次。

❽ 温和灸涌泉穴,每次灸15~20分钟,每日1次。

第三节 高脂血症

> 高脂血症是中老年人常见的疾病之一，严重影响着中老年人正常生活和身体健康。血脂中主要的成分是胆固醇和三酰甘油，胆固醇和三酰甘油含量增高导致的血脂代谢紊乱、脂肪代谢或转运异常的病证称为高脂血症。

中脘穴
天枢穴
脾俞穴
胃俞穴
合谷穴
阳陵泉穴
足三里穴
丰隆穴

选穴取穴

脾俞穴、胃俞穴、中脘穴、天枢穴、合谷穴、阳陵泉穴、足三里穴、丰隆穴

第四章　中老年常见病的艾灸疗法

【艾灸方法】

❶ 用艾灸盒灸脾俞穴、胃俞穴，每穴灸20分钟，每日1次。

❷ 温和灸中脘穴，每次灸20分钟，每日1次。

❸ 用艾灸盒灸天枢穴，每次灸20分钟，每日1次。

❹ 温和灸合谷穴，每次灸20~25分钟，每日1次。

❺ 温和灸阳陵泉穴、足三里穴、丰隆穴，每穴灸20分钟，每日1次。

第四节 低血压

一般情况下，成人收缩压低于或等于10.7千帕或高血压病人收缩压下降幅度超过或等于10.7千帕，即可称为低血压。低血压发病时会出现头晕、头痛、食欲缺乏、脸色苍白、消化不良、晕车、晕船等症状；严重时会有瞬时站立眩晕、四肢冷、心悸、呼吸困难、发音含糊、昏厥等症状。

百会穴
膻中穴
气海穴
三阴交穴

选穴取穴

百会穴、膻中穴、气海穴、三阴交穴

【艾灸方法】

❶ 温和灸百会穴，每次灸10分钟，每日1次。

❷ 温和灸膻中穴，每次灸10分钟，每日1次。

❸ 温和灸气海穴，每次灸10分钟，每日1次。

❹ 温和灸三阴交穴，每次灸10分钟，每日1次。

温馨提示

平时多吃营养价值高、易消化和富含膳食纤维的食物。可用肉桂、甘草和人参泡开水当茶饮。注意变换体位时动作缓慢些。避免使用明显降血压的药物。

第五节　冠心病

> 冠心病是冠状动脉粥样硬化性心脏病的简称。冠心病是中老年人常见的心血管疾病之一，易发于四十岁以上人群，患病率随着年龄的增长而增高。若冠状动脉发生粥样硬化或痉挛，会出现冠状动脉狭窄或闭塞，导致心肌缺血、缺氧，严重危害人的生命。

心俞穴

膻中穴

内关穴

神门穴

劳宫穴

选穴取穴

心俞穴、膻中穴、内关穴、神门穴、劳宫穴

【艾灸方法】

❶ 温和灸心俞穴，每次灸15分钟，每日1~2次。

❷ 温和灸膻中穴，每次灸10分钟，每日1~2次。

❸ 温和灸内关穴，每次灸15分钟，每日1~2次。

❹ 温和灸神门穴，每次灸15分钟，每日1~2次。

❺ 温和灸劳宫穴，每次灸15分钟，每日1~2次。

第六节 慢性胃炎

慢性胃炎指不同病因引起的各种慢性胃黏膜炎性病变,是一种常见病,其发病率在各种胃病中居首位。中医认为此病多因长期饮食不节、喜食辛辣、过食生冷、精神刺激、情志不畅、外邪内侵、劳累受寒、气候变化等因所致。多数患者有不同程度的消化不良、食欲不振、上腹部胀痛等症状,严重者会出现恶心、呕吐、呕血、大便呈黑色等症状。

脾俞穴
胃俞穴
中脘穴
下脘穴
天枢穴
足三里穴

选穴取穴

脾俞穴、胃俞穴、中脘穴、下脘穴、天枢穴、足三里穴

【艾灸方法】

❶ 用艾灸盒灸脾俞穴、胃俞穴，每穴灸15分钟，每日1~2次。

❷ 温和灸中脘穴、下脘穴，每穴灸20分钟，每日1~2次。

❸ 用艾灸盒灸天枢穴，每次灸15分钟，每日1~2次。

❹ 温和灸足三里穴，每次灸15~20分钟，每日1~2次。

第七节 肩周炎

> 肩关节周围炎简称"肩周炎",属于中医学中"肩痹"的范畴。本病女性发病率高于男性。中医根据其发病原因、临床表现和发病年龄等特点,有"漏肩风""肩凝症""冻肩""五十肩"之称。肩周炎是肩部疼痛及肩关节活动受限、强直的临床综合征。

肩髎穴
肩髃穴
肩井穴
肩中俞穴
肩外俞穴
肩贞穴

选穴取穴

肩井穴、肩中俞穴、肩外俞穴、肩贞穴、肩髎穴、肩髃穴

【艾灸方法】

❶ 回旋灸肩井穴、肩中俞穴、肩外俞穴、肩贞穴，每穴灸20分钟，每日1次。

❷ 温和灸肩髎穴、肩髃穴，每穴灸20分钟，每日1次。连续艾灸10日为1个疗程。

❸ 除艾灸疗法外还可按摩肩部，以缓解肩部疼痛，舒缓肩部僵硬状态。

温馨提示

肩周炎患者可以适当做爬墙运动。活动时，患者面对墙壁直立，身体与墙壁贴紧，将患肢的手掌贴住墙面，用手指缓慢地沿着墙壁向上爬行，直到肩部产生疼痛感为止。多次重复以上动作，尽量使每次高度都超过前一次，直至肩关节能够完成手臂上举的动作。

第八节 颈椎病

颈椎病是由颈椎间盘发生退行性变和椎骨增生而使颈神经根或脊髓受刺激和压迫所致，患者有颈肩疼痛、头晕、头痛、手指或手臂麻木、肌肉萎缩等症状，严重时双下肢出现痉挛或行走困难等。颈椎病多发生在中老年人群中，且男性发病率高于女性。近年来，随着人们文化生活的不断丰富，电脑的普及范围不断扩大，我国颈椎病的发病率也越来越高，且趋于年轻化。

风府穴　　　　　　　　　风池穴
大椎穴　　　　　　　　　肩井穴
　　　　　　　　　　　　天宗穴
　　　　　　　　　　　　曲池穴
　　　　　　　　　　　　合谷穴

选穴取穴

风池穴、风府穴、肩井穴、大椎穴、天宗穴、曲池穴、合谷穴

【艾灸方法】

❶ 温和灸风池穴、风府穴，每穴灸10～15分钟，每日1次。

❷ 温和灸肩井穴、天宗穴，每穴灸10～15分钟，每日1次。

❸ 温和灸大椎穴，每次灸10～15分钟，每日1次。

❹ 温和灸曲池穴，每次灸10～15分钟，每日1次。

❺ 温和灸合谷穴，每次灸10～15分钟，每日1次。

第九节　风湿性关节炎

风湿性关节炎是累及关节的风湿病，最常见于膝和踝关节，其次是肩、腕、肘关节。各关节常见先后受累，反复发作，局部出现红、肿、热、痛和功能障碍。属于中医痹病范畴。

肩髎穴

曲池穴

外关穴

合谷穴

外膝眼穴

内膝眼穴

昆仑穴

选穴取穴

肩髎穴、曲池穴、外关穴、合谷穴、内膝眼穴、外膝眼穴、昆仑穴

【艾灸方法】

❶ 温和灸肩髎穴，每次灸5分钟，每日1次。

❷ 温和灸曲池穴、外关穴，每穴灸5分钟，每日1次。

❸ 温和灸合谷穴，每次灸5分钟，每日1次。

❹ 回旋灸内膝眼穴、外膝眼穴，每穴灸3~5分钟，每日1次。

❺ 温和灸昆仑穴，每次灸5分钟，每日1次。

第十节 腰肌劳损

腰肌劳损是腰部肌肉及其附着点的积累性损伤，引起局部慢性无菌性炎症，以腰部隐痛、反复发作、劳累后加重为主要临床表现的疾病。中医认为腰肌劳损与湿热、寒湿、瘀血、肝肾亏虚等证有关。

命门穴
肾俞穴
志室穴
腰阳关穴
委中穴

选穴取穴

命门穴、肾俞穴、腰阳关穴、志室穴、委中穴、阿是穴

第四章 中老年常见病的艾灸疗法

【艾灸方法】

❶ 温和灸命门穴，每次灸10～15分钟，每日1次。

❷ 用艾灸盒灸腰阳关穴、肾俞穴、志室穴，每穴灸10～15分钟，每日1次。

❸ 温和灸委中穴，每次灸10～15分钟，每日1次。

❹ 用艾灸盒灸腰背部阿是穴，每次灸15分钟，每日1次。

温馨提示

建议每天坚持锻炼腰腹部，放松腰部肌肉以缓解疲劳，可预防腰肌劳损。运动前要做好热身运动，运动后要做整理运动。另外，工作中不要过度劳累，纠正不良的工作姿势，如弯腰过久、伏案过低等。

第十一节　腰椎间盘突出症

腰椎间盘突出症是临床上较为常见的一种可引起腰腿疼痛的疾病，多发生于青壮年。腰椎间盘突出症主要因椎间盘退行性改变、纤维环破裂或髓核突出刺激或压迫脊神经、脊髓，引起腰痛、下肢麻木、下肢放射痛、皮肤浅感觉障碍等症状。最常见的原因是在没有防护的情况下搬运或抬重物，长时间弯腰后猛然直腰。

后溪穴
承扶穴
殷门穴
足三里穴
承山穴
昆仑穴

选穴取穴

后溪穴、承扶穴、殷门穴、承山穴、足三里穴、昆仑穴、阿是穴

【艾灸方法】

❶ 温和灸后溪穴，每次灸10～15分钟，每日1次。

❷ 温和灸承扶穴、殷门穴，每穴灸10～15分钟，每日1次。

❸ 温和灸承山穴，每次灸10～15分钟，每日1次。

❹ 温和灸足三里穴，每次灸10～15分钟，每日1次。

❺ 温和灸昆仑穴，每次灸10～15分钟，每日1次。另用艾灸盒灸腰背部阿是穴，每次灸15分钟，每日1次。

第十二节　足跟痛

足跟痛是指因长期站立工作或长期从事奔跑、跳跃等活动，或扁平足、足弓塌陷致足跟疼痛、行走困难的病证。损伤筋脉、血瘀阻络、感受风寒湿邪、气血运行不畅、肝肾亏虚均可致足跟痛。足跟痛主要表现为一侧或双侧足跟部疼痛，站立、行走则加重。

涌泉穴

昆仑穴
申脉穴
仆参穴

太溪穴
照海穴

选穴取穴

昆仑穴、申脉穴、仆参穴、太溪穴、照海穴、涌泉穴

【艾灸方法】

❶ 温和灸昆仑穴、申脉穴、仆参穴，每穴灸15分钟，每日1次或早晚各灸1次。

❷ 温和灸太溪穴、照海穴，每穴灸10分钟，每日1次或早晚各灸1次。

❸ 温和灸涌泉穴，每次灸15分钟，每日1次或早晚各灸1次。
7日为1个疗程，可连续灸3个疗程。

温馨提示

可在足跟部加垫足跟垫以防止发生足跟痛，并可以配合温水浸浴或按摩疗法。如保守治疗无效，可进行手术治疗。

第十三节 痔疮

痔疮是肛门直肠底部及肛门黏膜的静脉丛发生曲张而形成的一个或多个柔软的静脉团，又称为痔核、痔病、痔疾等，是人类特有的常见慢性疾病。痔疮的症状是患处作痛、便血。痔疮包括内痔、外痔、混合痔。内痔是长在肛门肛管齿状线以上的痔，表面由直肠黏膜覆盖；外痔是指在肛管口上，表面由肛管皮肤覆盖；同时患有内痔和外痔时，称为混合痔。

天枢穴
大肠俞穴
次髎穴
长强穴
承山穴
足三里穴

选穴取穴

大肠俞穴、次髎穴、长强穴、天枢穴、承山穴、足三里穴

【艾灸方法】

❶ 用艾灸盒灸大肠俞穴、次髎穴、长强穴，施灸时间以晚间睡前为宜，每穴灸20分钟，每日1次。

❷ 温和灸天枢穴，每次灸20分钟，每日1次。

❸ 温和灸承山穴，每次灸20分钟，每日1次。

❹ 温和灸足三里穴，每次灸20分钟，每日1次。
上法7日为1个疗程，可连续灸治数个疗程。

第十四节 脱 肛

脱肛即直肠脱垂，是肛管和直肠黏膜或直肠全层或部分乙状结肠脱出肛外为主要表现的疾病。老年人、小儿以及久患痔疮、久痢、久泻之人多发。常因年老体弱、妇女产后劳倦、慢性腹泻、便秘、百日咳等所致。

百会穴

神阙穴

长强穴

足三里穴

选穴取穴

百会穴、长强穴、神阙穴、足三里穴

【艾灸方法】

❶ 隔姜灸百会穴，每次灸3~5壮，每日1次。

❷ 温和灸长强穴，每次灸3~5壮，每日1次。

❸ 隔姜灸神阙穴，每次灸3~5壮，每日1次。

❹ 用艾灸罐灸足三里穴，每次灸20分钟，每日1次。

温馨提示

治疗脱肛，还可以直接艾灸肛门部位。艾灸时，可以坐在小塑料凳（中间有孔的小凳）上，让肛门从孔上露出来。把艾条点燃，保持适当距离，对着孔中的肛门处艾灸。

第十五节　坐骨神经痛

坐骨神经痛指坐骨神经通路及其分布区的疼痛综合征，其病因可分为原发性和继发性两大类。原发性坐骨神经痛病因尚未明确，且较少见；继发性坐骨神经痛则多见于椎管内病变及椎间盘、脊椎病变，或盆腔及骨盆疾患。

- 大肠俞穴
- 肾俞穴
- 环跳穴
- 阳陵泉穴
- 悬钟穴
- 委中穴
- 承山穴

选穴取穴

肾俞穴、大肠俞穴、环跳穴、委中穴、承山穴、阳陵泉穴、悬钟穴

【艾灸方法】

❶ 用艾灸盒灸肾俞穴、大肠俞穴,每穴灸15分钟,每日1次。

❷ 温和灸环跳穴,每次灸15分钟,每日1次。

❸ 温和灸委中穴、承山穴,每穴灸15分钟,每日1次。

❹ 温和灸阳陵泉穴、悬钟穴,每穴灸15分钟,每日1次。

第十六节 慢性肾炎

> 慢性肾炎是慢性肾小球肾炎的简称，可发生在不同年龄，以青壮年最多。特点是病程较长，多为缓慢进行性，表现为血尿、蛋白尿、水肿、高血压及肾功能损害。

- 脾俞穴
- 三焦俞穴
- 肾俞穴
- 气海穴
- 水道穴
- 足三里穴
- 三阴交穴

选穴取穴

脾俞穴、三焦俞穴、肾俞穴、气海穴、水道穴、足三里穴、三阴交穴

【艾灸方法】

❶ 用艾灸盒灸脾俞穴、三焦俞穴、肾俞穴，每穴灸15分钟，每日1次。

❷ 温和灸气海穴，每次灸15分钟，每日1次。

❸ 温和灸水道穴，每次灸20分钟，每日1次。

❹ 温和灸足三里穴，每次灸20分钟，每日1次。

❺ 温和灸三阴交穴，每次灸15分钟，每日1次。

第十七节 耳鸣

耳鸣是指患者自觉耳内鸣响,如闻蝉鸣或有其他音响的症状。中医辨证分虚证与实证,虚证多由肾阴亏损、虚火上炎所致,兼有头晕目眩、腰膝酸痛等,实证多因肝胆火气上逆所致,并见头痛目赤、口苦咽干、烦躁易怒等。

百会穴
听宫穴
翳风穴
中渎穴
太冲穴
丘墟穴
侠溪穴

选穴取穴

百会穴、听宫穴、翳风穴、中渎穴、丘墟穴、侠溪穴、太冲穴

【艾灸方法】

❶ 温和灸百会穴，每次灸5～10分钟，每日1次。

❷ 温和灸听宫穴，每次灸5～10分钟，每日1次。

❸ 温和灸翳风穴，每次灸5～10分钟，每日1次。

❹ 温和灸中渎穴，每次灸5～10分钟，每日1次。

【艾灸方法】

❺ 温和灸丘墟穴，每次灸5~10分钟，每日1次。

❻ 温和灸侠溪穴，每次灸5~10分钟，每日1次。

❼ 温和灸太冲穴，每次灸5~10分钟，每日1次。

❺

❻

❼

温馨提示

耳鸣的朋友可用自我按摩法治疗，先以两手掌心紧按外耳道口，同时以四指反复敲击枕部或乳突部，继而手掌起伏，使外耳道口有规律的开合，坚持每天早晚各做数分钟。

第十八节 耳聋

中医认为耳聋可由先天缺陷或外感内伤等诸多因素致病。听力骤然减退的暴聋多为实证，多因外感风热、内寒、肝火等致病。听力逐渐减退、病程较长的久聋多为虚证，多因中气不足或肝肾亏损致病。

百会穴
听宫穴
中脘穴
翳风穴
丘墟穴
侠溪穴
太冲穴
中渚穴

选穴取穴

百会穴、听宫穴、翳风穴、中脘穴、中渚穴、丘墟穴、侠溪穴、太冲穴

【艾灸方法】

❶ 温和灸百会穴，每次灸5～10分钟，每日1次。

❷ 温和灸听宫穴，每次灸5～10分钟，每日1次。

❸ 温和灸翳风穴，每次灸5～10分钟，每日1次。

❹ 温和灸中脘穴，每次灸5～10分钟，每日1次。

第四章 中老年常见病的艾灸疗法

【艾灸方法】

❺ 温和灸中渚穴，每次灸5~10分钟，每日1次。

❻ 温和灸丘墟穴，每次灸5~10分钟，每日1次。

❼ 温和灸侠溪穴，每次灸5~10分钟，每日1次。

❽ 温和灸太冲穴，每次灸5~10分钟，每日1次。

第十九节 类风湿性关节炎

类风湿性关节炎是一种以关节慢性炎性病变为主要表现的自身免疫性疾病，30~50岁女性多发。发病前有发热、全身肌肉酸痛、体重减轻等症状，随后出现手、腕、膝、足等关节单发或对称性肿胀、疼痛、强硬、畸形等症状，僵硬多持续一个小时以上。

八邪穴
阳池穴
外关穴
合谷穴
曲池穴

外膝眼穴
内膝眼穴
太冲穴
公孙穴
八风穴

选穴取穴

曲池穴、外关穴、阳池穴、合谷穴、八邪穴、内膝眼穴、外膝眼穴、太冲穴、公孙穴、八风穴、阿是穴

【艾灸方法】

❶ 回旋灸曲池穴，每次灸20～30分钟，每日1～2次。

❷ 回旋灸外关穴，每次灸20～30分钟，每日1～2次。

❸ 回旋灸阳池穴，每次灸20～30分钟，每日1次。

❹ 温和灸合谷穴，每次灸20～30分钟，每日1～2次。

【艾灸方法】

❺ 回旋灸八邪穴，每次灸20～30分钟，每日1～2次。

❻ 回旋灸内膝眼穴，每次灸20～30分钟，每日1～2次。

❼ 回旋灸外膝眼穴，每次灸20～30分钟，每日1～2次。

❽ 回旋灸太冲穴、公孙穴、八风穴，每穴灸20～30分钟，每日1～2次。另温和灸阿是穴，每次灸20～30分钟，每日1～2次。

第五章

女性常见病的艾灸疗法

第一节 月经不调

月经不调是指月经的周期、经期、经量等异常的一类疾病，也叫月经失调。月经不调包括月经先期、月经后期、月经先后无定期、经期延长、月经量过多、月经量过少等。许多全身性疾病如血液病、肝脾肾功能失调、内分泌失调、生殖道感染、肿瘤等均可引起月经不调。

腰阳关穴

中极穴　气海穴　关元穴

血海穴
阴陵泉穴
三阴交穴

选穴取穴

腰阳关穴、气海穴、关元穴、中极穴、血海穴、阴陵泉穴、三阴交穴

第五章 女性常见病的艾灸疗法

【艾灸方法】

❶ 温和灸腰阳关穴,每次灸10分钟,每日1次。

❷ 用艾灸盒灸气海穴、关元穴、中极穴,每穴灸10分钟,每日1次。

❸ 温和灸血海穴、阴陵泉穴,每穴灸10分钟,每日1次。

❹ 温和灸三阴交穴,每次灸10分钟,每日1次。

温馨提示

女性在月经期间要防寒避湿,避免淋雨、涉水、喝冷饮等,尤其注意下半身保暖,防止受凉。注意勤洗勤换内衣、内裤,换洗之后的内裤要放在阳光下晒干。

117

第二节 痛经

痛经是指在经期或经行前后，出现以周期性小腹疼痛，痛引腰骶，甚则剧痛晕厥为主要临床表现的疾病，又称"经行腹痛"，以青年女性较为多见。痛经分为原发性和继发性两种，原发性痛经指生殖器官无明显异常者；继发性痛经多由生殖器官的某些器质性病变，如盆腔子宫内膜异位症、子宫腺肌病、慢性盆腔炎、子宫肌瘤等疾病引起。

腰阳关穴　　肾俞穴　　气海穴　　关元穴　　中极穴　　血海穴　　阴陵泉穴　　太冲穴

选穴取穴

肾俞穴、腰阳关穴、气海穴、关元穴、中极穴、血海穴、阴陵泉穴、太冲穴

第五章　女性常见病的艾灸疗法

【艾灸方法】

❶ 用艾灸盒灸肾俞穴、腰阳关穴，每穴灸10～15分钟，每日1次。

❷ 用艾灸盒灸气海穴、关元穴、中极穴，每穴灸10～15分钟，每日1次。

❸ 温和灸血海穴、阴陵泉穴，每穴灸10～15分钟，每日1次。

❹ 温和灸太冲穴，每次灸10～15分钟，每日1次。

第三节　功能性子宫出血

功能性子宫出血表现为非正常月经期经血暴下不止或淋漓不尽。中医认为，是女性冲任损伤，不能制约经血所致。现代医学认为，本病是由于内分泌功能失调所引起。环境改变，精神影响，过度疲劳等因素均可诱发本病。

神阙穴
气海穴
关元穴
三阴交穴
大敦穴
隐白穴

选穴取穴

神阙穴、气海穴、关元穴、三阴交穴、大敦穴、隐白穴

第五章 女性常见病的艾灸疗法

【艾灸方法】

❶ 用艾灸盒灸神阙穴，每次灸20分钟，每日1次。

❷ 温和灸气海穴、关元穴，每穴灸20分钟，每日1次。

❸ 温和灸三阴交穴，每次灸20分钟，每日1次。

❹ 温和灸大敦穴、隐白穴，每穴灸20分钟，每日1次。
上法3日为1个疗程。

第四节 闭 经

闭经是指女子年逾16周岁，从未有过月经或月经周期已建立后，非怀孕而中断6个月以上的现象。闭经并不是一种独立存在的疾病，可由全身或局部性的病理改变引起。闭经分为原发性闭经、继发性闭经和生理性闭经。年满16周岁的女性但月经尚未来潮的现象称为原发性闭经。在正常的行经年龄范围内既往曾有过正常月经，但非怀孕情况下已停经6个月以上的现象称为继发性闭经。女性在妊娠期、哺乳期、绝经期后，以及少女初潮后1年之内月经停闭的称为生理性闭经，属正常现象。

中脘穴
气海穴
归来穴
关元穴
三阴交穴

选穴取穴

中脘穴、气海穴、关元穴、归来穴、三阴交穴

【艾灸方法】

❶ 温和灸中脘穴，每次灸10分钟，每日1次。

❷ 温和灸气海穴、关元穴、归来穴，每穴灸5～7分钟，隔日1次，10次为1个疗程。

❸ 温和灸三阴交穴，每次灸10分钟，每日1次。

温馨提示

女性在日常生活中需要加强锻炼，增强体质，保持心情舒畅，避免过度紧张，减少精神刺激。注意蛋白质等营养物质的摄入，避免过度节食，以致营养不良引发本病。注意经期卫生。

第五节　崩　漏

> 崩漏是中医病证名，是以女性非行经期阴道突然大量下血或长期淋漓不断地出血为主要表现的月经病。病因以血热、气虚、瘀血为多见。

中极穴　关元穴

次髎穴

三阴交穴

隐白穴

选穴取穴

次髎穴、关元穴、中极穴、三阴交穴、隐白穴

【艾灸方法】

❶ 温和灸次髎穴，每次灸15～20分钟，每日1次。

❷ 温和灸关元穴、中极穴，每穴灸15～20分钟，每日1次。

❸ 温和灸三阴交穴，每次灸15～20分钟，每日1次。

❹ 温和灸隐白穴，每次灸15～20分钟，每日1次。

第六节　带下病

> 带下病是指女性带下量明显增多或减少，色、质、气味异常的一种病证。带下病多由阴道炎、宫颈炎、盆腔炎、内分泌失调、子宫肿瘤等疾病引起。

气海穴

足三里穴

阴陵泉穴

三阴交穴

选穴取穴

气海穴、阴陵泉穴、三阴交穴、足三里穴

【艾灸方法】

❶ 温和灸气海穴，每次灸10～15分钟，每日1次。

❷ 温和灸阴陵泉穴，每次灸10～15分钟，每日1次。

❸ 温和灸三阴交穴，每次灸10～15分钟，每日1次。

❹ 温和灸足三里穴，每次灸10～15分钟，每日1次。
上法10次为1个疗程。

第七节 盆腔炎

盆腔炎是女性内生殖器官及其周围结缔组织、盆腔腹膜发生的炎症，以小腹或少腹疼痛拒按或坠胀引及腰骶，或伴发热、白带增多等为主要表现的疾病。慢性盆腔炎症往往是急性期治疗不彻底迁延而来，其发病时间长，病情较顽固。

神阙穴
气海穴
关元穴
归来穴
中极穴
肾俞穴
阴陵泉穴
三阴交穴

选穴取穴

肾俞穴、神阙穴、气海穴、关元穴、中极穴、归来穴、阴陵泉穴、三阴交穴

【艾灸方法】

❶ 用艾灸盒灸肾俞穴，每次灸15分钟，每日1次。

❷ 回旋灸神阙穴，每次灸15分钟，每日1次。

❸ 用艾灸盒灸气海穴、关元穴、中极穴、归来穴，每穴灸15分钟，以局部皮肤灼热红润为度，每日1次。

❹ 温和灸阴陵泉穴，每次灸15分钟，每日1次。

❺ 回旋灸三阴交穴，每次灸15分钟，每日1次。

第八节 缺 乳

缺乳是中医病名，指产后乳汁甚少或者全无乳汁，多因气血亏损导致的乳汁来源不足，或肝郁气滞、乳汁壅滞不行导致的乳络不畅。本病若及时治疗，乳汁即下。

少泽穴

膻中穴
乳根穴

足三里穴

涌泉穴

选穴取穴

膻中穴、乳根穴、少泽穴、足三里穴、涌泉穴

第五章　女性常见病的艾灸疗法

【艾灸方法】

❶ 回旋灸膻中穴、乳根穴，每穴灸20分钟，每日1次。

❷ 温和灸少泽穴，每次灸20分钟，每日1次。

❸ 回旋灸足三里穴，每次灸20分钟，每日1次。

❹ 回旋灸涌泉穴，每次灸20分钟，每日1次。

第九节　产后恶露不尽

恶露是妇女产后，由阴道排出的瘀血、黏液，有腥味，但不臭。一般两周左右变成黄白色，3周即止。如产后恶露超过3周仍淋漓不断，即为产后恶露不尽。严重者持续时间长、量多，并有臭味。

神阙穴
气海穴
关元穴
中极穴
血海穴
三阴交穴

选穴取穴

神阙穴、气海穴、关元穴、中极穴、血海穴、三阴交穴

第五章　女性常见病的艾灸疗法

【艾灸方法】

❶ 用艾灸盒灸神阙穴、气海穴、关元穴，每穴灸10~20分钟，每日1~2次。

❷ 温和灸中极穴，每次灸10~20分钟，每日1~2次。

❸ 温和灸血海穴，每次灸10~20分钟，每日1~2次。

❹ 温和灸三阴交穴，每次灸10~20分钟，每日1~2次。上法7日为1个疗程。

温馨提示

饮食上应忌食不易消化的食物，以免损耗脾胃之气。小米和鸡蛋、红糖一起煮粥食用，可以益气血、暖脾胃、活血脉，适合产后虚弱、口干口渴且恶露不尽的新妈妈食用。鲜藕汁可以活血、止血，适量饮用可以改善产后恶露不尽的不良症状。

133

第十节 乳腺增生

> 乳腺增生是女性最常见的疾病，其发病率占乳腺疾病发病率的首位。乳腺增生本质上是一种生理增生与复旧不全导致的女性乳腺结构紊乱，多以腺体增生为主。内分泌失调、婚育、膳食不均衡、生存环境改变和遗传因素也是乳腺增生发病的主要原因。近年来，乳腺增生的发病率逐年上升，且明显低龄化。

膻中穴
乳根穴
足三里穴
三阴交穴
太冲穴

选穴取穴

膻中穴、乳根穴、足三里穴、三阴交穴、太冲穴

【艾灸方法】

❶ 回旋灸膻中穴、乳根穴，每穴灸10分钟，每日1次。

❷ 用艾灸罐灸足三里穴，每次灸15分钟，每日1次。

❸ 温和灸三阴交穴，每次灸10分钟，每日1次。

❹ 温和灸太冲穴，每次灸15分钟，每日1次。

上法10次为1个疗程，连续施灸2个疗程后休息1周，后视病情变化而定。

第十一节 外阴瘙痒

外阴瘙痒是由不同病变或全身性疾病引起的一种症状。主要表现为女性外阴部轻微作痒，或瘙痒无度，或痒痛难忍，有时波及整个外阴及肛门周围，导致患者坐卧不宁，甚至影响患者正常的生活。外阴瘙痒多见于中年妇女，是女性常见疾病之一。

中极穴

阴陵泉穴

三阴交穴

选穴取穴

中极穴、腹部、阴陵泉穴、三阴交穴

【艾灸方法】

❶ 温和灸中极穴，每次灸15～20分钟，每日1次。

❷ 用艾灸盒灸腹部。

❸ 温和灸阴陵泉穴，每次灸15～20分钟，每日1次。

❹ 用艾灸罐灸三阴交穴，每次灸15～20分钟，每日1次。10次为1个疗程。

温馨提示

平时要保持外阴干燥、清洁，不要用手搔抓外阴，以防皮肤损伤。不要用热水洗烫外阴，忌用肥皂清洁外阴。宜穿宽松棉质内裤。饮食以清淡为主。

第十二节 不孕症

> 育龄期的女子婚后或末次妊娠后，夫妇同居 2 年以上，配偶生殖功能正常，未避孕而不受孕即为不孕症。中医认为女性不孕症的主要病因是肾虚、肝郁、痰湿导致冲任气血失调，致使女性难受孕。

气海穴
关元穴
阳陵泉穴
肝俞穴
脾俞穴
肾俞穴
三阴交穴

选穴取穴

肝俞穴、脾俞穴、肾俞穴、气海穴、关元穴、阳陵泉穴、三阴交穴

【艾灸方法】

❶ 用艾灸盒灸肝俞穴、脾俞穴，每穴灸15～20分钟，每日1次。

❷ 用艾灸盒灸肾俞穴，每次灸15～20分钟，每日1次。

❸ 温和灸气海穴、关元穴，每穴灸15分钟，每日1次。

❹ 用艾灸罐灸阳陵泉穴，每次灸15～20分钟，每日1次。

❺ 用艾灸罐灸三阴交穴，每次灸15～20分钟，每日1次。

第十三节 更年期综合征

女性因卵巢功能衰退而出现的以自主神经功能紊乱为主的综合征。主要表现为月经周期紊乱、眩晕、心悸、抑郁、忧愁、失眠等症状。其症状持续时间有短有长，短则数月半载，长则数年之久。

心俞穴
肝俞穴
肾俞穴
关元穴
中极穴
足三里穴
三阴交穴
太冲穴

选穴取穴

心俞穴、肝俞穴、肾俞穴、关元穴、中极穴、足三里穴、三阴交穴、太冲穴

【艾灸方法】

❶ 用艾灸盒灸心俞穴，每次灸20分钟，每日1次。

❷ 用艾灸盒灸肝俞穴，每次灸20分钟，每日1次。

❸ 用艾灸盒灸肾俞穴，每次灸20分钟，每日1次。

❹ 温和灸关元穴、中极穴，每穴灸20分钟，每日1次。

【艾灸方法】

❺ 用艾灸罐灸足三里穴，每次灸20～30分钟，每日1次。

❻ 用艾灸罐灸三阴交穴，每次灸20～30分钟，每日1次。

❼ 温和灸太冲穴，每次灸20～30分钟，每日1次。

温馨提示

处在更年期的女性朋友一定要保持心情的舒畅，建立和睦的家庭和人际关系，拥有良好的心态，疾病自然不会来找麻烦。

第六章 男性常见病的艾灸疗法

第一节 前列腺炎

前列腺炎是一种泌尿系统疾病，常见于青壮年男性。中医认为本病与肾阴不足、相火旺盛，肾亏于下，封藏失职，肾阴亏耗、阴损及阳，饮酒过度、损伤脾胃等有关。临床表现为尿道口常有白色黏液溢出，下腹部、会阴部或阴囊部疼痛，有尿频、尿急、尿痛等症状，可伴有寒战、乏力。

- 肾俞穴
- 命门穴
- 气海穴
- 关元穴
- 中极穴
- 阴陵泉穴
- 三阴交穴

选穴取穴

肾俞穴、命门穴、气海穴、关元穴、中极穴、阴陵泉穴、三阴交穴

第六章 男性常见病的艾灸疗法

【艾灸方法】

❶ 用艾灸盒灸命门穴、肾俞穴，每穴灸20～30分钟，每日1～2次。

❷ 用艾灸罐灸气海穴，每次灸20～30分钟，每日1～2次。

❸ 温和灸关元穴、中极穴，每穴灸20～30分钟，每日1～2次。

❹ 温和灸阴陵泉穴、三阴交穴，每穴灸20～30分钟，每日1～2次。

10日为1个疗程。疗程中间可休息一两天，建议连续施灸两三个疗程。

温馨提示

禁酒、咖啡、浓茶等刺激性食品，多喝水。多吃含锌的食物，如南瓜子等，生的南瓜子含丰富的锌，常吃可以改善多数前列腺问题。

145

第二节　前列腺增生

前列腺增生是老年男性常见的疾病之一，又称前列腺肥大。发病率随年龄增加而逐渐增高。此病多与体内性激素失调、气候变化、劳累或饮酒等因素有关，表现为尿频、尿急、排尿困难、排尿后仍有尿意，也可使前列腺局部和膀胱颈部发生充血、水肿等。

肾俞穴
八髎穴
关元穴
曲骨穴
三阴交穴

选穴取穴

肾俞穴、八髎穴、关元穴、曲骨穴、三阴交穴

第六章　男性常见病的艾灸疗法

【艾灸方法】

❶ 温和灸肾俞穴，每次灸10～15分钟，每日1次。

❷ 用艾灸盒灸肾俞穴、八髎穴，每次灸10分钟，每日1次。

❸ 温和灸关元穴、曲骨穴，每穴灸10～15分钟，每日1次。

❹ 温和灸三阴交穴。每次灸10～15分钟，每日1次。

第三节　男性不育症

男性不育症是指处于生育年龄的夫妇有正常的性生活，且未采取避孕，但女性尚未受孕，其原因在于男性无生育能力所致，即称男性不育症。中医认为，男性不育者除了先天发育异常因素外，还可因后天病理改变导致不育。后天病理改变主要是由于房劳过度、病久伤阴、痰湿内生、湿热下注、气血两虚而致。可表现为情志忧郁、胸闷胀痛、阳痿不举、性交精液不能射出、腰酸膝软、早泄阳痿、性欲减退、遗精、夜尿多、形寒肢冷等症。

神阙穴
气海穴
关元穴
三阴交穴
足三里穴

选穴取穴

神阙穴、气海穴、关元穴、足三里穴、三阴交穴

第六章 男性常见病的艾灸疗法

【艾灸方法】

❶ 温和灸神阙穴，每次灸10～15分钟，每日1次。

❷ 温和灸气海穴、关元穴，每穴灸10～15分钟，每日1次。

❸ 温和灸足三里穴，每次灸10～15分钟，每日1次。

❹ 温和灸三阴交穴，每次灸10～15分钟，每日1次。

温馨提示

改变不良的生活饮食习惯，戒烟戒酒；不要吃过于油腻的东西，否则会影响性欲；还要注意避免接触生活当中的有毒物品，不要长时间骑自行车、泡热水澡、穿牛仔裤等。

第四节　男性更年期

男性更年期是指男性由壮年向老年过渡的阶段。并非所有男性步入更年期后都会出现临床症状，所以很多人认为男性没有更年期，其中明显者会出现注意力不集中、记忆力减退、自觉体力不支、精子质量下降、阳痿、早泄、头晕、耳鸣、失眠多梦、食欲不振、大便秘结或稀溏、小便短少或清长等症状。

命门穴

大肠俞穴

神阙穴
关元穴

气海穴

选穴取穴

命门穴、大肠俞穴、神阙穴、气海穴、关元穴

第六章 男性常见病的艾灸疗法

【艾灸方法】

❶ 温和灸命门穴，每次灸10～20分钟，隔日1次，每月灸7～10次。

❷ 用艾灸盒灸大肠俞穴，每次灸10～20分钟，隔日1次，每月灸7～10次。

❸ 隔姜灸神阙穴，每次灸3～5壮。

❹ 温和灸气海穴、关元穴，每穴灸10～20分钟，隔日1次，每月灸7～10次。

温馨提示

更年期是一个过渡阶段，对于男性而言，同样需要调理养护，以减缓衰老，减轻症状，使其更容易度过这个阶段。艾灸疗法的作用是养生调护，以防出现较严重的更年期症状。

第五节 遗 精

遗精是一种男性性功能障碍疾病，为男性的常见病。主要是指精液不因性交而自行外泄的症状。有梦而遗精者称为梦遗；无梦而遗精者，或者清醒的时候精液自行流出称为滑精等。以上现象均为精液遗泄，故统称为遗精。

神阙穴
关元穴
肾俞穴
三阴交穴
太溪穴

选穴取穴

肾俞穴、神阙穴、关元穴、三阴交穴、太溪穴

【艾灸方法】

❶ 温和灸肾俞穴，每次灸15分钟，每日1次。

❷ 温和灸神阙穴，每次灸15分钟，每日1次。

❸ 温和灸关元穴，每次灸15分钟，每日1次。

❹ 温和灸三阴交穴、太溪穴，每穴灸15分钟，每日1次。上法7日为1个疗程。

温馨提示

平时养成有规律的生活，晚上不要过多饮水。不宜穿过紧的内衣裤，被褥厚薄适宜。少饮酒、茶、咖啡及吃葱蒜等辛辣刺激性食品。遗精时不要中途忍精，不要用手捏住阴茎不使精液流出，以免败精潴留精宫，变生他病。遗精后不要受凉，更不要用冷水洗涤，以防寒邪乘虚而入。

第六节 阳 痿

阳痿是男性常见的性功能障碍疾病。阳痿是指男性在性交时阴茎不能勃起或勃起不坚导致不能进行正常的性交。阳痿可分为器质性和功能性两种。器质性阳痿是指阴茎何时都不能勃起，既不能在性兴奋时勃起，也不能自发性勃起；功能性阳痿则有自发的勃起，但临房勃起失败。

肾俞穴

气海穴
关元穴
中极穴

三阴交穴
太溪穴

选穴取穴

肾俞穴、气海穴、关元穴、中极穴、三阴交穴、太溪穴

【艾灸方法】

❶ 温和灸肾俞穴,每次灸15~20分钟,每日1次。

❷ 温和灸关元穴、气海穴、中极穴,每穴灸15分钟,每日1次。

❸ 温和灸三阴交穴、太溪穴,每穴灸15分钟,每日1次,

温馨提示

绝大多数阳痿患者是由精神因素或心理因素造成的。如果患者的妻子再对其说出伤害自尊的话,就会加重其心理负担,使患者失去信心。所以,妻子千万不要过分责备自己的丈夫,出现问题应给予帮助和安慰,使其得到恢复。

第七节 早泄

早泄是指性交之始即行排精，甚至性交前即泄精，不能进行正常性生活为主要表现的男性性功能障碍疾病。造成早泄的主要原因是心理因素，夫妻关系不合，丈夫对妻子存在怨恨、畏惧等心理时，常常会出现早泄。也有些男性因婚前频繁手淫或婚后性生活过度、精神紧张等导致早泄。

三焦俞穴
大肠俞穴
关元俞穴
中极穴
曲骨穴
足三里穴

选穴取穴

三焦俞穴、大肠俞穴、关元俞穴、中极穴、曲骨穴、足三里穴

第六章 男性常见病的艾灸疗法

【艾灸方法】

❶ 温和灸三焦俞穴，每次灸20～30分钟，每日1次。

❷ 用艾灸盒灸大肠俞穴、关元俞穴，每穴灸20～30分钟，每日1次。

❸ 温和灸中极穴、曲骨穴，每穴灸20～30分钟，每日1次。

❹ 温和灸足三里穴，每次灸20～30分钟，每日1次。

艾灸疗法在小儿病的治疗当中起着十分重要的作用，作为一种祖国医学的传统疗法，艾灸疗法简便易行，痛苦小，小儿易接受，可以减少西药不良反应的影响，不影响小儿的生长、发育，是家长放心的一种自然疗法。

第七章 儿童常见病的艾灸疗法

第一节 小儿咳嗽

> 咳嗽是小儿肺部疾患中的一种常见症状。一年四季均可发生，但以春季、冬季为多，外界气候的变化能直接影响肺脏，且小儿呼吸系统防御功能不健全，很容易患病。

天突穴

尺泽穴

风门穴

肺俞穴

合谷穴

选穴取穴

风门穴、肺俞穴、天突穴、尺泽穴、合谷穴

【艾灸方法】

❶ 温和灸风门穴、肺俞穴，每穴灸15分钟*，每日1次。

❷ 温和灸天突穴，每次灸15分钟，每日1次。

❸ 温和灸尺泽穴，每次灸15分钟，每日1次。

❹ 温和灸合谷穴，每次灸15分钟，每日1次。

温馨提示

尽量少带孩子去人群密集的公共场所，注意给孩子保暖，以防风寒侵袭。孩子咳嗽时不宜吃寒凉食物，吃过咸的食物易诱发儿童咳嗽或使咳嗽加重，因此要让孩子少吃盐。

* 小儿的皮肤娇嫩，血管丰富，角质层较薄，对外部刺激的反应较敏感，所以艾灸时需密切注意小儿反应，如艾条点燃端与施灸局部皮肤的距离较成人艾灸距离大，以小儿可以耐受为度。

第二节　小儿哮喘

哮喘是一种常见的以发作性的哮鸣气促、呼气困难为特征的肺部疾患。小儿哮喘是一种严重危害儿童身体健康的常见慢性呼吸道疾病，气候变化及情绪激动常能诱发哮喘的症状，常发于春季和秋季。

天突穴
膻中穴
孔最穴
列缺穴

肺俞穴
心俞穴
脾俞穴

选穴取穴

肺俞穴、心俞穴、脾俞穴、天突穴、膻中穴、孔最穴、列缺穴

第七章　儿童常见病的艾灸疗法

【艾灸方法】

❶ 温和灸肺俞穴、心俞穴，每穴灸5分钟，每日1次。

❷ 温和灸脾俞穴，每次灸5分钟，每日1次。

❸ 温和灸天突穴，每次灸5分钟，每日1次。

❹ 温和灸膻中穴，每次灸5分钟，每日1次。

❺ 温和灸孔最穴，每次灸5~10分钟，每日1次。

❻ 温和灸列缺穴，每次灸5~10分钟，每日1次。

第三节　小儿肠胃不好

> 小儿肠胃不好是小儿消化及排便状况不佳的统称，主要表现为不爱吃饭、消瘦、爱哭闹、大便稀溏等。小儿肠胃不好会影响营养物质的吸收，导致小儿生长发育迟缓，艾灸可以更好地改善小儿胃肠功能。

身柱穴

中脘穴

神阙穴　　　　天枢穴

选穴取穴

身柱穴、中脘穴、神阙穴、天枢穴

第七章 儿童常见病的艾灸疗法

【艾灸方法】

❶ 温和灸身柱穴，每次灸15分钟，每日1次。

❷ 温和灸中脘穴，每次灸15～20分钟，每日1次。

❸ 隔姜灸神阙穴，每次灸3～5壮，每日1次。

❹ 温和灸天枢穴，每次灸15分钟，每日1次。

第四节　小儿盗汗

小儿盗汗是以小儿入睡后汗出异常、醒后即止为特征的病证，艾灸对本病治疗效果很好。

大椎穴

肺俞穴

膏肓穴

足三里穴

选穴取穴

大椎穴、肺俞穴、膏肓穴、足三里穴

【艾灸方法】

❶ 温和灸大椎穴，每次灸15分钟，每日1次。

❷ 温和灸肺俞穴，每次灸15分钟，每日1次。

❸ 回旋灸膏肓穴，每次灸15分钟，每日1次。

❹ 温和灸足三里穴，每次灸10～15分钟，每日1次。
上法10日为1个疗程。

第五节　小儿发热

> 发热是婴幼儿常见的一种症状，多数由感冒引起。小儿发热要引起家长足够的重视，因小儿在高热的情况下容易发生惊厥、抽搐，会伤及神经系统，甚至会造成终生的遗憾。掌握一些简单的方法控制小儿发热是家长的必修课，艾灸就是不错的方法。

大椎穴
肺俞穴
身柱穴
足三里穴

选穴取穴

大椎穴、身柱穴、肺俞穴、足三里穴

【艾灸方法】

❶ 温和灸大椎穴,每次灸15分钟,每日1次。

❷ 温和灸身柱穴,每次灸15分钟,每日1次。

❸ 回旋灸肺俞穴,每次灸15分钟,每日1次。

❹ 温和灸足三里穴,每次灸10～15分钟,每日1次。
上法10日为1个疗程。

第六节　小儿惊风

小儿惊风是一种表现为惊厥、抽搐症状的病证，如高热、抽搐、角弓反张、两目上视、牙关紧闭为主证的属急惊风，如缓缓抽搐、时作时止、面色淡白的属慢惊风。

大椎穴
肝俞穴
脾俞穴
胃俞穴
命门穴
肾俞穴
气海穴
关元穴

选穴取穴

大椎穴、肝俞穴、脾俞穴、胃俞穴、肾俞穴、命门穴、气海穴、关元穴

【艾灸方法】

❶ 温和灸大椎穴，每次灸15分钟，每日1次，10日为1个疗程。

❷ 温和灸肝俞穴，每次灸10～15分钟，每日1～2次。

❸ 温和灸脾俞穴、胃俞穴、肾俞穴、命门穴，每穴灸10～15分钟，每日1～2次。

❹ 温和灸气海穴、关元穴，每穴灸10～15分钟，每日1～2次。

温馨提示

小儿惊风抽搐时切勿强行牵拉，以防扭伤；患儿应侧卧，并用多层纱布包着竹片，放在上下齿之间，以免咬伤舌头；保持呼吸道畅通，口腔内的分泌物、痰涎随时吸出，防止窒息；注意患儿的体温、呼吸、出汗、面色等情况；保持室内安静，避免刺激，以利休息与康复。

第七节　小儿遗尿

小儿遗尿症是指幼儿在熟睡时不自主地排尿。一般孩子在3岁之后就能完全控制排尿，基本不会出现夜间尿床的现象。如果孩子在3岁之后还有尿床的现象，尿床的次数达1个月2次以上，就属于不正常的现象了。一般遗尿的孩子除在夜间尿床外，平时常有尿频、尿急或排尿困难、尿流细等症状。

大杼穴
胃俞穴
肾俞穴
大肠俞穴
关元俞穴
太溪穴

水道穴
气海穴
关元穴
中极穴

选穴取穴

大杼穴、胃俞穴、肾俞穴、大肠俞穴、关元俞穴、气海穴、关元穴、水道穴、中极穴、太溪穴

【艾灸方法】

❶ 雀啄灸大杼穴，每次灸5～10分钟，每日1次。

❷ 温和灸胃俞穴，每次灸5～10分钟，每日1次。

❸ 回旋灸肾俞穴，每次灸5～10分钟，每日1次。

❹ 雀啄灸大肠俞穴，每次灸5～10分钟，每日1次。

【艾灸方法】

❺回旋灸关元俞穴，每次灸5～10分钟，每日1次。

❻回旋灸气海穴、关元穴、中极穴，每穴灸5～10分钟，每日1次。

❼温和灸水道穴，每次灸5～10分钟，每日1次。

❽温和灸太溪穴，每次灸5～10分钟，每日1次。

第七章 儿童常见病的艾灸疗法

第八节 小儿便秘

小儿出现以大便干燥坚硬、次数减少、间隔时间延长，甚或秘结不通为主要表现的疾病称为小儿便秘。小儿脏腑娇嫩，气血不充，脾胃功能还没有健全，一旦饮食不当、寒温失调，就会引起便秘。

天枢穴
支沟穴
曲池穴
大横穴
大肠俞穴
上巨虚穴
三阴交穴
内庭穴

选穴取穴

大肠俞穴、天枢穴、大横穴、曲池穴、支沟穴、上巨虚穴、三阴交穴、内庭穴

【艾灸方法】

❶ 温和灸大肠俞穴，每次灸10～15分钟，每日1次。

❷ 温和灸天枢穴、大横穴，每穴灸10～15分钟，每日1次。

❸ 温和灸曲池穴、支沟穴，每穴灸10～15分钟，每日1次。

❹ 温和灸上巨虚穴，每次灸10～15分钟，每日1次。

❺ 温和灸三阴交穴，每次灸10～15分钟，每日1次。

❻ 温和灸内庭穴，每次灸10～15分钟，每日1次。

上法7日为1个疗程。

第九节　小儿厌食

小儿厌食是指3～6岁的孩子长期以食欲减退或食欲缺乏为主要症状的疾病。长期厌食的孩子会出现身高及体重明显低于同龄儿童的现象。厌食的孩子发育迟缓，抵抗力低下，很容易受到外界病毒的侵扰，导致疾病的发生，严重影响儿童正常的生长发育以及身心健康。单纯地用口服药物调整小儿厌食，往往不能起到良好的效果，而利用综合疗法来治疗小儿厌食往往能获得满意的疗效。

中脘穴
天枢穴
身柱穴
脾俞穴
足三里穴
三阴交穴

选穴取穴

身柱穴、脾俞穴、中脘穴、天枢穴、足三里穴、三阴交穴

【艾灸方法】

❶ 温和灸身柱穴，每次灸15~20分钟，每日1次。

❷ 温和灸脾俞穴，每次灸15~20分钟，每日1次。

❸ 温和灸中脘穴，每次灸15~20分钟，每日1次。

❹ 温和灸天枢穴，每次灸15~20分钟，每日1次。

❺ 温和灸足三里穴，每次灸15~20分钟，每日1次。

❻ 温和灸三阴交穴，每次灸15~20分钟，每日1次。

第十节 小儿伤食

小儿伤食是小儿由于脾胃虚弱导致食物蓄积肠胃、无法消化，在胃肠内堆积发酵而致发热，以婴幼儿伤食为最多。小儿伤食时会出现发热、食欲下降、厌食、恶心、呕吐、没有精神等一系列症状。发热时四肢的掌心热，消食后热退而痊愈。伤食多因饮食不当损伤脾胃所致。

百会穴
中脘穴
神阙穴
气海穴
足三里穴

选穴取穴

百会穴、中脘穴、神阙穴、气海穴、足三里穴

【艾灸方法】

❶ 温和灸百会穴，每次灸15分钟，每日1~2次。

❷ 温和灸中脘穴，每次灸15分钟，每日1~2次。

❸ 温和灸神阙穴，每次灸15分钟，每日1~2次。

❹ 温和灸气海穴，每次灸15分钟，每日1~2次。

❺ 温和灸足三里穴，每次灸15分钟，每日1~2次。

第十一节　缺铁性贫血

缺铁性贫血是指机体对铁的需求与供给失衡，导致体内贮存的铁耗尽、红细胞内铁缺乏从而导致的贫血。缺铁性贫血是小儿常见病，主要发生在6个月至3岁的婴幼儿。当体内铁摄入不足、铁吸收障碍、铁丢失过多均可引起缺铁性贫血，患者会出现乏力、烦躁、心悸、气短、易倦、头晕、生长发育迟缓、智力低下等症状。

大椎穴

膈俞穴　肝俞穴
脾俞穴

选穴取穴

大椎穴、膈俞穴、肝俞穴、脾俞穴

【艾灸方法】

❶ 温和灸大椎穴,每次灸15~20分钟,每日1次。

❷ 温和灸膈俞穴,每次灸15~20分钟,每日1次。

❸ 回旋灸肝俞穴,每次灸15~20分钟,每日1次。

❹ 温和灸脾俞穴,每次灸15~20分钟,每日1次。

温馨提示

缺铁性贫血患者可适当进食动物的内脏,如心、肝、肾等,还可补充牛肉、鸡蛋黄、大豆、菠菜、大枣、黑木耳等富于营养和高热量、高蛋白、维生素、多矿物质的食物,有助于恢复造血功能。避免过度劳累,保证充足的睡眠。

第十二节　小儿多动症

小儿多动症是一种较常见的儿童行为障碍综合征，又称脑功能轻微失调或轻微脑功能障碍综合征。在早产儿中多见，男孩多于女孩，多在学龄期发病。中医认为心脾两虚、肝阳上亢、湿热内蕴是其主要病因。艾灸治疗小儿多动症，主要是通过对小儿体内阴阳、脏腑功能进行调节，使其恢复正常。

心俞穴

合谷穴

内关穴

神门穴

太冲穴

选穴取穴

心俞穴、内关穴、神门穴、合谷穴、太冲穴

【艾灸方法】

❶ 温和灸心俞穴，每次灸5～10分钟，每日或隔日灸1次。

❷ 温和灸内关穴，每次灸5～10分钟，每日或隔日灸1次。

❸ 温和灸神门穴，每次灸5～10分钟，每日或隔日灸1次。

❹ 温和灸合谷穴，每次灸5～10分钟，每日或隔日灸1次。

❺ 温和灸太冲穴，每次灸5～10分钟，每日或隔日灸1次。

上法10次为1个疗程。

第十三节　小儿腹泻

> 小儿腹泻是指小儿由各种原因引起的，以小儿排便次数增多、便质稀薄，甚至出现水样便、呕吐为主要症状的胃肠道病证。夏、秋季节为腹泻的高发期，夏季腹泻以细菌感染为主，秋季腹泻以病毒感染为主。

中脘穴
下脘穴
神阙穴
天枢穴
气海穴
关元穴

大肠俞穴

足三里穴
上巨虚穴
下巨虚穴

选穴取穴

大肠俞穴、中脘穴、下脘穴、神阙穴、天枢穴、气海穴、关元穴、足三里穴、上巨虚穴、下巨虚穴

【艾灸方法】

❶ 温和灸大肠俞穴，每次灸10~15分钟，每日1次。

❷ 温和灸中脘穴、下脘穴，每穴灸5~10分钟，每日1次。

❸ 温和灸神阙穴、天枢穴，每穴灸5~10分钟，每日1次。

❹ 温和灸关元穴、气海穴，每穴灸5~10分钟，每日1次。

❺ 雀啄灸足三里穴、上巨虚穴、下巨虚穴，每穴灸8~10分钟，每日1~2次。
上法3日为1个疗程，直至腹泻停止。

温馨提示

家长应帮助孩子养成良好的卫生习惯，合理喂养小儿，病毒流行季节注意消毒隔离，注意气候变化。

第八章 日常生活中的艾灸保健

第一节　预防晕车、晕船

生活中有人坐汽车或船时有头晕、上腹部不适、恶心、出冷汗，甚至呕吐的现象，当汽车或船只行驶不稳时不适症状更严重。中医认为晕车、晕船多因身体虚弱、心脾亏虚、气血不足，或过食肥甘厚味、痰湿壅盛、上蒙清窍，或素体阳亢、精神紧张、气郁化火等所致。

百会穴
印堂穴
神阙穴
气海穴
关元穴

选穴取穴

百会穴，精神紧张者加灸印堂穴、神阙穴，身体虚弱者加灸气海穴、关元穴

第八章　日常生活中的艾灸保健

【艾灸方法】

❶ 温和灸百会穴，每次灸10～15分钟，乘车或乘船前灸1～2次即可。

❷ 精神紧张者，温和灸印堂穴，每次灸10～15分钟，乘车或乘船前灸1～2次即可。

❸ 精神紧张者，温和灸神阙穴，每次灸10～15分钟，乘车或乘船前灸1～2次即可。

❹ 身体虚弱者，温和灸气海穴、关元穴，每穴灸10～15分钟，乘车或乘船前灸1～2次即可。

第二节　美白祛斑

> 女性中有皮肤萎黄或焦黑，肤色没有光泽，且质感粗糙、有棕色斑点的现象。引起此现象的主要原因是由于体内气血不足，而艾灸美白祛斑的关键在于调养气血。

心俞穴

中脘穴

三阴交穴

选穴取穴

心俞穴、中脘穴、三阴交穴

【艾灸方法】

❶ 用艾灸盒灸心俞穴，每次灸10～20分钟，每日1次。

❷ 温和灸中脘穴，每次灸10～20分钟，每日1次。

❸ 回旋灸三阴交穴，每次灸15～20分钟，每日1次。
上法5～7日为1个疗程，每个疗程间隔2日。

温馨提示

建议每天按摩皮肤使保养工作事半功倍。可以使用适合自己肤质的面膜，以补充皮肤中缺少的营养及水分。

第三节　减肥瘦身

肥胖不仅影响人的外在形象、社会交往、婚姻、就业等方面，而且会成为多种疾病的根源。艾灸疗法具有良好的减肥效果，而且不会出现不良反应。

三焦俞穴

足三里穴

丰隆穴

三阴交穴

选穴取穴

三焦俞穴、足三里穴、丰隆穴、三阴交穴

【艾灸方法】

❶ 用艾灸盒灸三焦俞穴,每次灸10分钟,每日1次。

❷ 温和灸足三里穴、丰隆穴,每穴灸10~20分钟,隔日1次。

❸ 温和灸三阴交穴,每次灸10~20分钟,隔日1次。
上法10次为1个疗程。

温馨提示

控制饮食,忌暴饮暴食。加强身体锻炼,多运动。以灸法结合其他控制体重的疗法,可明显增强节食、运动等减肥方法的效果。

第四节 补肾健体

> 肾为先天之本，强肾在人体生长发育及生殖功能中发挥着重要的作用。肾气充盛，人体的阴阳气血才得以平衡。气血充盈，身体强健，则人的精、气、神俱佳。

神阙穴

关元穴

命门穴

涌泉穴

选穴取穴

命门穴、神阙穴、关元穴、涌泉穴

第八章 日常生活中的艾灸保健

【艾灸方法】

❶ 用艾灸盒灸命门穴，每次灸10~20分钟，隔日1次。

❷ 隔姜灸神阙穴，每次灸7~15壮，每日1次。

❸ 温和灸关元穴，每次灸10~20分钟，隔日1次。

❹ 用艾灸罐灸涌泉穴，每次灸15分钟，每日1次。

第五节　调理脾胃

脾胃是人体主要的组成部分,在每个人的生活中,脾胃所起的作用是非常重要的,直接关系到我们是否有足够的能量来生活、工作。调理脾胃的根本是合理饮食,艾灸适当的穴位也可起到调理脾胃功能的作用。

合谷穴
中脘穴
神阙穴
足三里穴

选穴取穴

中脘穴、神阙穴、合谷穴、足三里穴

【艾灸方法】

❶ 温和灸中脘穴，每次灸10～15分钟，每日1次。

❷ 隔姜灸神阙穴，每次灸5～10壮，每日1次。

❸ 温和灸合谷穴，每次灸10～15分钟，每日1次。

❹ 温和灸足三里穴，每次灸15～20分钟，每日1次。

第六节　艾灸保健常用特效穴

艾灸保健常用特效穴，即命门穴、神阙穴、足三里穴、关元穴、中脘穴、涌泉穴，经常艾灸这6个穴位可以增强人体免疫功能，对循环、消化、生殖、内分泌、神经系统都有很好的促进或调节作用。常用特效穴最适合自我养生保健，宜选择在春夏每周施灸1～2次，秋冬每周施灸2～3次。坚持常年施灸特效穴，可以养生保健、延年益寿。

命门穴养生灸法的操作

命门穴位于体后正中线上，第2腰椎棘突下凹陷中。

艾灸的作用

艾灸命门穴，具有补肾壮阳之功效，可以缓解很多阳虚症状，如女性手脚冰凉、老年人关节怕冷、男性尿频尿急等。命门为督脉之穴，是人体生命力的中心，平时也可以常用手掌心按摩命门穴，按摩到发热即可。

命门穴的艾灸方法

用艾灸盒灸命门穴，每次灸3～5分钟，每周灸1~2次，1个月为1个疗程。

神阙穴养生灸法的操作

神阙穴位于脐正中处。

艾灸的作用

神阙穴为任脉之要穴，具有温阳益气、补肾健脾之功。艾灸神阙穴选择冬季为宜，有益寿延年之功效。

神阙穴的艾灸方法

隔盐灸或隔姜灸神阙穴，每次灸7～15壮。

第八章 日常生活中的艾灸保健

足三里穴养生灸法的操作

足三里穴在小腿前外侧，当外膝眼下3寸，距胫骨前缘外开一横指（中指）。

艾灸的作用

艾灸足三里穴能够调节全身气血不和或阳气虚衰引起的病证，尤其可调节胃经气血不和。经常艾灸足三里穴，可健脾益胃，促进消化吸收，还具有改善人的免疫功能、增强体力、解除疲劳、预防衰老的作用。

足三里穴的艾灸方法

将艾条一端点燃，对准足三里穴，距2～3厘米进行熏灸，使局部有温热感即可，每次灸10～15分钟，至皮肤稍现红晕为度，隔日施灸1次。

关元穴*养生灸法的操作

关元穴在腹正中线上，肚脐下3寸。

艾灸的作用

艾灸关元穴具有通调冲任、调理气血、补肾固精、回阳固脱之功效，可调节泌尿生殖系统疾病。关元穴为任脉之穴，为一身元气所在，为生化之源，男子藏精、女子藏血之处。

关元穴的艾灸方法*

温和灸关元穴，使局部有温热感以不灼痛肌肤为宜，每次灸15～30分钟，灸至局部皮肤现红晕为度。

*由于女性的关元穴与子宫穴靠得很近，所以未孕的女性不能乱灸关元穴，易导致不孕。

中脘穴养生灸法的操作

中脘穴

中脘穴位于腹部正中线，脐上4寸处。

艾灸的作用

艾灸中脘穴具有调胃补气、化湿和中、降逆止呕的作用。中脘穴为强身要穴，具有健脾益胃、培补后天的作用。中脘穴为手少阳三焦经、足阳明胃经、任脉之交会穴。人在生病之后，首先要调理胃气，此时艾灸中脘穴效果最佳，故称中脘穴为养生保健要穴。

中脘穴的艾灸方法

温和灸中脘穴，局部有温热感即可，每次灸10~15分钟，至皮肤稍现红晕为度，隔日施灸1次。

涌泉穴养生灸法的操作

涌泉穴

涌泉穴在足底第2、第3趾趾缝纹头端与足跟连线的前1/3处，足趾跖屈时呈凹陷处。

艾灸的作用

艾灸涌泉穴有补肾壮阳、养心安神的作用。常灸涌泉穴，可健身强心，有益寿延年的功效。

涌泉穴的艾灸方法

可用艾灸罐灸3~7壮，每日2~3次。